抑郁自救手册

打破强者诅咒

〔英〕蒂姆·坎托弗 —————— 著
Tim Cantopher

吕铮 ————— 译

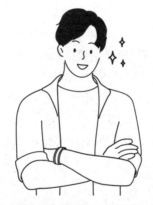

DEPRESSIVE ILLNESS
THE CURSE OF THE STRONG

浙江人民出版社

图书在版编目（CIP）数据

抑郁自救手册：打破强者诅咒 /（英）蒂姆·坎托
弗著；吕铮译. — 杭州：浙江人民出版社，2024.6
　　ISBN 978-7-213-11447-2

　　Ⅰ. ①抑… Ⅱ. ①蒂… ②吕… Ⅲ. ①抑郁症—治疗
—手册 Ⅳ. ①R749.405-62

中国国家版本馆CIP数据核字（2024）第076956号

浙 江 省 版 权 局
著作权合同登记章
图字：11-2022-345号

抑郁自救手册：打破强者诅咒
YIYU ZIJIU SHOUCE：DAPO QIANGZHE ZUZHOU

[英] 蒂姆·坎托弗　著　吕　铮　译

出版发行：浙江人民出版社（杭州市环城北路 177 号　邮编：310006）
　　　　　市场部电话：（0571）85061682　85176516
责任编辑：潘海林　胡佳莹
特约编辑：涂继文
营销编辑：顾　颖
责任校对：何培玉
责任印务：幸天骄
封面设计：天津北极光设计工作室
电脑制版：北京之江文化传媒有限公司
印　　刷：杭州丰源印刷有限公司
开　　本：880 毫米 ×1230 毫米　1/32　　印　　张：6.5
字　　数：90 千字　　　　　　　　　　　插　　页：2
版　　次：2024 年 6 月第 1 版　　　　　印　　次：2024 年 6 月第 1 次印刷
书　　号：ISBN 978-7-213-11447-2
定　　价：48.00 元

如发现印装质量问题，影响阅读，请与市场部联系调换。

献给那些教导过我的患者和同行们

导　论

哦，不！现在是周一早上了。

我不想起床。现在起床太早了，上周也太累了。

我要干的活儿太多了，我需要放个假。

我好沮丧啊。

这样的场景每个周一都会重复一次，我在床上赖着，直到快迟到了才气哼哼地把自己从床上揪起来，开始新的一周。

我向来不善于应付周一的诸多杂乱，得过上好一会儿才能提起精神开始工作。但这并不代表我讨厌工作，我非常热爱它，只不过更喜欢休息和娱乐。但在周一早上，显然离我下一次享受生活中那些美好是那么的遥远。

每个人都会在这样或那样的遭遇中经历情绪低落，一些人就会认为——人人都曾经得过抑郁症。然而，至少以临床意义上的抑郁障碍或者抑郁性疾病来说，事实并非如此。临床上的抑郁障碍对大多数人来说，是一种可怕的、毫无头绪的病症，患上这一疾病的病人所面临的众多试炼之一就是：旁人会以一种"过来人"的眼光看着他们，然后说："太对了，我以前也经历过。我觉得你最好还是振作精神，让自己忙起来。"

基于此，我想对那些人说："你们根本没有经历过，请别拿那些一知半解的开导来搅浑水了。如果你真心想帮忙，就应该努力去了解病人所经受的是一种怎样的折磨。"

在对这个病的描述中，给我留下深刻印象的一种描述是——就像是跌入一口无底的深井，包裹你的是一片黑暗，而眼中的那一小圈光亮却越来越小，直到消失。还有一种更加简短——就像是被困在了地狱。

没有安慰，没有救赎，也没有希望。比较之下，周一早上的起床困难真的就不算什么了。

所以，理解这一疾病的病人，认同他们面临的艰难形势，让他们觉得自己不是那么孤独是很有意义的一件事。

一部分问题在于这种病的名字，"抑郁"听起来和我周一起床时的心情十分相像，但两者根本就不是一回事，一个是相对来说温和、短暂的情绪波动，而另一个则是会带来沉重折磨的病症。我喜欢叫它为"坎托弗氏病"（Cantopher's disease），听起来就像是一种多严重的病，但如果我真的这么称呼它，估计同事们会觉得我离谱得出了圈儿，到了妄自尊大的地步。不过，我想说的是，从这种疾病中康复的关键就在于：我们应该认识到它是一种病症，这一点十分重要。

有很多对抑郁障碍患者有害无益的忠告，最常见同时也最糟糕的就是——"振作起来"。假如我对我的每一位患者说上这么一句话就能得到一美元的话，早就和比尔·盖茨一样有钱了。事实是——这句话非常空洞。如果这位患者自己能振作得起来，他早就这么做了。很多患者从来都不是会在挑战前退缩的懦夫。而且，这金光闪闪的几字真言的意义又何在呢？你真的觉得对方听了之后会用手盖住自己的额头，长出一口气，感慨地对你说"好家伙，太感谢了，我还真没想到呢。谢天谢地，有你来告诉我，我回去就照你说的办，一切都会好的"吗？

我认为这样的结果是不可能出现的。你得明白，这样的建议可能会刺痛他人，也可能给他人带去严重的伤害。如果你不是很有把握，最好不要随便给予什么指导。理解、耐心和同情通常比周全的建议更有价值。

颇具讽刺意味的是，给病人最糟糕建议的往往正是他们最亲近的朋友和家人。出于某种好心，这些人大多会从自身经历出发来开导病人——"来吧，让自己动起来，多发展些爱好，多交些朋友，多出去玩儿，让我告诉你怎么变得开心……"

这些话听上去确实很符合常识，但如果患者真的接受了他们的建议，情况可能会变得更糟。当然，很多问题也并不完全是因旁人对这种疾病的无知造成的，患者自己也会犯同样的错误。我经常碰到从来只责怪自己而对他人无限宽容的患者。要知道，其中的负罪感和对自我的厌恶在一定程度上也是抑郁症的一种症状。所以，患者们请别再因为这种病而谴责自己，也不要用你不愿拿来指责他人的说辞对付自己。你在提到一位重病缠身的朋友时会说"瞧瞧，真是又软弱又懒惰，太没用了。她就应该泰然处之，不能这么脆弱了"吗？我觉得你不会。那么，如果这样的话对别人说是不对的，它在你身上也是错的。所以，请好好体谅自己吧，仔细了解你患上的这个抑郁障碍到底是什么，这就是一个好的开始。

幸运的是，我们当中大多数人这一生都没有机会体验到患上抑郁障碍的滋味。但这种病因何而起、得了这种病的都是些什么人、他们是怎么患病的、该怎么应对，这本书就是为了尝试解答这些问题而生的。在此，我必须强调：我在这里阐述的，只是抑郁的一种形式，即压力导致的抑郁障碍，很多理论并不适用于躁狂抑郁障碍（或称双相情感障碍）、因失去亲友导致的抑郁、与其他疾病并发的抑郁、产后抑郁、季节性情感障碍（Seasonal Affective Disorder，即SAD）

或人格问题导致的抑郁。

以上这些是不同的病症，各自都有很专业的研究文献可供参考，我在行文中对它们只会简单提及。不过，无论抑郁的源头是什么，后面提及的多种疗愈策略都会对其产生良好的作用，所以如果你确实患有某种前面提及的抑郁障碍，也请继续读下去。

在本书中，没有对抑郁障碍的全面阐述，我只会提及那些我认为合理的理论和治疗方法。同时，读者们也会在书中读到我多年治疗抑郁障碍案例的汇总。我认为，我的患者们是一群了不起的人，从他们身上，我吸取了许多这方面的智慧、经验。当然，这并不是说他们都是出类拔萃的人中俊杰，在治疗过程中，他们中的多数人的确赢得了我的钦佩与尊敬，但这是因为他们取得的一系列的成就。比如：一位依靠（低）收入补贴竭力照顾五个孩子的母亲，一位在拼命干活养家糊口、同时还要想办法应付时常找事的邻里的难民，他们患上这种病的风险和乐施会主席①一样

---

① 乐施会是一家国际慈善机构。——译者注

高。而他们之间的共同点就是这本书关注的核心，也是我爱他们的原因。

最后，我想说的是，如果你正处于一种严重的抑郁障碍过程之中，一定没有办法长时间地集中精神，所以不要勉强自己一次阅读超过一两页。即便你读完，还是会忘掉很多内容，所以有需要的时候就重读一次。我们可以先集中读第一章和第四章，等感觉好一点了，在能集中精神的时间再阅读其他的章节。

那么，在我们开始以前，先给自己打打气——从抑郁障碍中康复的人只要做正确的选择就可以一直健康下去。

目 录

第一章
什么是抑郁障碍？

外界对于抑郁障碍的理解是多种多样的，我会在第三章具体讲解，目前我们需要重点关注的是：抑郁障碍并不是一种心理上或情感上的状态，也不是精神疾患，更不是癫狂的一种形式，它就是一种身体上的疾病——这句话没有任何隐喻的意思，而是事实。临床上的抑郁障碍就和肺炎、胃溃疡、腿部骨折一样，是彻头彻尾身体上的疾患。

我在给病人做腰椎穿刺时，会特别注意脑脊液（大脑和脊柱周遭的液体）中所匮乏的两种化学物质。通常来说，这些物质在大脑中储量很丰富，形成了一个组织结构。

这一组织结构遍及大脑的各个部分，它们连接组成了一个环路，被称为边缘系统（limbic system）。边缘系统控制着许多人的生理活动，比如从睡眠到苏醒的周期、人体体温和情绪的调控、进食和各种激素的分泌——人体内的每种激素都或直接或间接地受边缘系统调控，它能使这些机能相互之间保持协调。

任何一位阅读本书的电气工程师应该都能理解"反响回路（reverberating circuit）"的概念，因为一切复杂机械的内核都包含了反响回路的系统。举例来说，如果一架大型喷气客机在飞行中遇到了一阵侧风，飞行员就得调整机尾襟翼的角度来稳定机身，但这就要求机翼的襟翼也要做出相应的调整，以免飞机从空中掉下去。这一切还会影响到飞机引擎所需的推力，等等。也就是说，在飞行中，一个细小的变化就会给整架飞机相隔甚远的不同部位施加一连串的作用，这就需要某种东西来统筹整个机器的运作以应对外界的变化，而且还得让各个不同的部分的机能做到相互协调。这个东西就是一种反响回路，飞机上会有一个众多输入和输出端的电子回路，使得飞机的各个部分得以相互"交流"，并在需要进行调整的时候进行适当的补偿。

　　人体的边缘系统也是一个反响回路，它最重要的功能就是调节情绪。

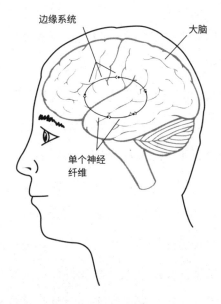

图1　边缘系统。该简化图显示了一条神经纤维链。整个系统由数百万条这样的链组成，具有复杂的输入和输出功能。

　　一般来说，它能把任何工作都完成得非常好。就我们每个人的感受来说，我们的情绪通常是很稳定的，就算是经历起伏，也能在之后相当迅速地恢复到正常状态。当然，我们要先将经历丧亲之痛放在一边，那属于另一种情况，其持续的时间要远比身体用来适应其他重大事件所需的时间长。除此以外，很多外界的刺激都只会让我们的情绪在短时间波动后就恢复常态。比如你在参加"谁想当百万富翁"、抽乐透彩票或是赌球的大赛中赢了百万大奖，确实会高兴好几天，在过后就会恢复常态。这一过程中不时会有心花怒放的时刻——主要集中在前几天，伴随着你购买第一部法拉利跑车之类的事情一起到来。但到了几周之后的周二下午3点半，你的心情就会平复，与经历这个改变人生的事情之前并没有什么不同。

因此，我们的情绪并不是一以贯之地由生活中的突发事件或生活品质突然地改变控制的，真正负责调控它的是边缘系统。从长期来讲，就是这一神经环路决定了你情绪水平的高低。

如果你愿意，可以把它称为身体的"情绪恒温器"。然而，正如体内其他的系统和结构一样，它也有承受的限度。如果你砸一根骨头砸得够猛烈、时间够长，它就会折断，边缘系统也一样。

导致边缘系统失灵的原因可以说是五花八门，甚至还包括各种如流感这样的病毒性疾病。我们中的大多数人都经历过某种程度上的抗病毒后抑郁——在生一场因病毒感染引起的疾病后，感觉自己非常难受而且身上没劲儿，心情非常低落。这样的情况一般很快就会过去，但有的时候它不但不会消退，在临床上还会导致抑郁障碍的全面发作。在此我要特别说明，不要把这种情况与慢性疲劳综合征（chronic fatigue syndrome）或是肌痛性脑脊髓炎（myalgic encephalopathy，即 ME）混为一谈——尤其后者是一种重症，尽管它往往也是伴随病毒感染而来的。

边缘系统失灵的其他诱因还包括激素分泌异常、使用违禁药品、酒精摄入过量、某些处方药过量、遭遇重大变故比如连续的亲人离世或与他人的剧烈冲突……

不过，到目前为止，最普遍的诱因还是压力。无论造成我们情绪上压力过大的原因是什么，结果都是相同的。如果边缘系统超出了它的载荷，它就会失能。

　　具体原理是这样的：一个神经元的末端到另一个神经元的始端的间隙，在医学上被称为神经突触（synapse）。边缘系统拥有数以百万计的神经突触，它们是这个环路中最脆弱的环节。一条神经纤维在本质上来说就相当于一根电缆，神经冲动可以很容易地顺着一条神经纤维传导至其末端，麻烦的是如何让这股冲动穿过神经突触，需要让第一个神经元在神经冲动抵达其末端的时候向下一个神经突触释放一些化学物质。这些化学物质会穿过神经突触，而当足量的化学物质抵达下一个神经元的始端时，就会产生一股神经冲动。如此这般，神经冲动就完成了一次传导，神经环路也就得以继续运转。

　　临床性抑郁障碍所影响的正是这些化学物质。在压力或者其他因素的影响下，边缘系统内神经突触释放化学物质的水平骤降（同时神经元也可能变得对这些化学物质更不敏感）。眼下我们尚不清楚为什么会这样，但事实如此，而且当它发生这种情况时，相应的神经环路也会逐渐停摆。

　　我们之前认为，其中涉及的化学物质是血清素

（serotonin）和去甲肾上腺素（noradrenaline），之后又加上了近些年来发现的另外两种相关的化学物质，即多巴胺（dopamine）和褪黑素（melatonin）。实事求是地说，我们现在对这些化学物质如何在各种神经系统中运行还不是很清楚。我们对边缘系统了解得越多，就越感觉它的神秘。

事情不总是这样吗？不过，边缘系统中的化学物质变化的趋势对人抑郁障碍的发展很重要，这一点是毫无疑问的。

边缘系统失灵后，会出现一系列典型的症状。我们就是通过它们在临床上对抑郁障碍作出界定并将其

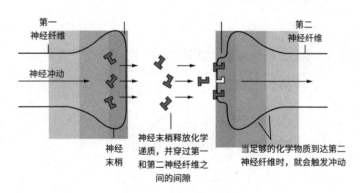

第一
神经纤维

神经冲动

神经末梢

神经末梢释放化学递质，并穿过第一和第二神经纤维之间的间隙

第二
神经纤维

当足够的化学物质到达第二神经纤维时，就会触发冲动

图2 边缘系统中的突触

与其他的一些诸如难过、不满或是精神紧张等状态区别开来。有一些疾病，例如腺热（glandular fever）、甲减（underactive thyroid gland）或肌痛性脑脊髓炎，它们的症状与抑郁障碍的症状相同，承受很大压力的人也可能会产生相同的一些症状。但如果你身上出现了所有或者近乎所有的症状，你一定患上了抑郁障碍。其中的多数症状都是以"降低"为前提的，基本上什么都降低了，就好像是整个身体"打烊"了似的。

这些症状我会在后文中提到，事实上可能就是这么一回事。

抑郁障碍的症状

早上心情更糟糕，而随着一天的进行感觉会好些。水平降低的有：

⊙　睡眠（常常在凌晨苏醒）[①]

---

①　有时它们会提升而非降低。

- ⊙ 食欲

- ⊙ 精力

- ⊙ 热情

- ⊙ 专注能力

- ⊙ 记忆

- ⊙ 信心

- ⊙ 自尊

- ⊙ 性冲动

- ⊙ 干劲

- ⊙ 乐趣

- ⊙ 耐心

- ⊙ 感情

- ⊙ 希望

- ⊙ 爱

- ⊙ 以及你所能想到的一切其他的东西

　　早上心情更糟糕的情况是抑郁障碍的一个典型"标志"，它是由激素的变化引起的。一般情况下，皮质醇（cortisol）的激素水平会在一天中产生不止一次的波动——凌晨会达到峰值，而后在白天会逐渐降低，到晚上时，血液循环中的皮质醇水平会很低。然而，到了抑郁障碍患者这里，凌晨的峰值消失了。在一些患者身上，我们发现皮质醇水平变化呈现出了一些其他的特征——他们身体中的皮质醇水平实际上在 24 小时的时间内是有从低到高的倾向的，反正在一天之中没有出现正常的波动。看起来，问题似乎在于这种身体所预期的皮质醇每日常规波动水平的缺失，所以我们在早上起床时会觉得心情更糟糕。这一点，洽洽能证明抑郁障碍其实就是身体上的疾病——皮质醇水平的上升打乱了一个人的生理节律和身体正常的运作，是导致抑郁障碍的一个主要原因（见后文中的"休眠"部分）。

其实，患者所感觉到的记忆力的下降只是一个表象，而非真实的状况。实际上，这是由于我们在抑郁发作的时候无法集中精神，因而没有正确地吸纳信息。所以，我们会在事情发生之后回想不起来，因为一开始它就没有被我们存储进大脑的记忆之中。事实上，很多科学的证据显示，一旦人的大脑对某件事形成记忆，它就不会再受到抑郁障碍发作的影响。还有一个重要的情况：患上抑郁障碍的人（至少是患上最常见形式的抑郁障碍），也就是患上由压力而起的抑郁障碍的人，差不多恰巧属于一种特定的类型。这种情况准确到我在询问病人的时候都可以跟他们玩个小把戏，在他们告诉我之前就给他们讲出他们性格的特征。一般来说，医生在精神评估中需要对病人的性格进行问询。而我从来就用不着，因为我听到的回答总是一样的。他 / 她的性格会有下面这些特点：

⊙ 道德感

⊙ 为人可靠

⊙ 勤奋

⊙ 强大的良知

⊙ 强大的责任感

⊙ 有一种先人后己的倾向

⊙ 体察入微的敏锐

⊙ 受到批评时容易介怀于心

⊙ 自尊仰赖于他人的评判

这人就是你家出了大事需要解决时你想找来帮忙的那种人。这种人靠得住，你可以把生命都托付给他／她。是的，这种人通常来说受人爱戴，只是有时候他／她身边的人会把这当成理所当然。得知他／她患上了抑郁障碍的时候，旁人往往都很惊讶。没错，他／她就是你眼中那种最不可能崩溃的人。

然而，如果你从抑郁障碍就是一种身体疾病的角度去思考，这件事就没那么奇怪了。想想看，强令一个性格软弱、满脑子世故或性情懒惰的人去背负一堆压力，他很快就会放弃，所以他永远不会被巨大的压力逼到患上抑郁障碍的地步。而另一方面，一个坚强的人对于压力的反应却会尝试着去克服。毕竟凭借自己的勤勉，他们会把之前遇到的所有挑战都解决了。

于是这一次，他们故态复萌，背负得就越来越多，直到种种症状不可避免地出现为止。而这时候，多数人想到的却是——"先等等，这没道理啊，我已经干得太多了，我都出现（抑郁）症状了！现在差不多到了你们自力更生的时候了，你们得来帮帮忙，而且就你们自己来说，你们总有一天会不得不自己照顾好自己的事情。"

这样，他们这类人就能悬崖勒马了。但是对于缺乏坚实的自尊而又敏感的人来说，他们一开始努力就较上了劲，停不下来。因为他们害怕看到别人失望的眼神，更害怕对自己失望。于是就一直努力，没完没了地努力下去，直到哪一天"嘭"的一声，"烧断了保险丝"。

我想表达的就是这么一个意思：很多人被压力压垮，患上抑郁障碍，就如同一根熔断的保险丝。同样的，这并不是一个隐喻——边缘系统就是一种熔断机制，在它熔断之后，无论你再怎么努力，也没什么用——保险丝一旦熔断，你就是给它加上 1000 安培的电流，也没法通电。

那就先把电断了吧。

我想让你明白，认为自己很软弱和应该为自己患上抑郁障碍羞耻的想法都是错的。患上了抑郁障碍是因为我们太坚强了，这是属于人中俊杰的苦恼。

以下是一些患者的名单：

- ⊙ 奥列弗·克伦威尔
- ⊙ 亚伯拉罕·林肯
- ⊙ 伊萨克·牛顿
- ⊙ 埃德加·艾伦·坡
- ⊙ 路德维希·冯·贝多芬
- ⊙ 文森特·凡·高
- ⊙ 温斯顿·丘吉尔
- ⊙ 伊夫林·沃
- ⊙ 欧内斯特·海明威
- ⊙ 托尼·汉考克

第二章
人类抑郁的历史

临床上的抑郁障碍可以说是疾病之中最饱受误解的一种。进入现代后，我们对抑郁障碍患者的误解只不过是过去发生的很多恶劣的事情的一轮暗淡倒影。最早的文献用一种极度疏离的状态，用"着魔（possessed）"来指代当时那些患上抑郁障碍的患者。

用"恶魔附身"来解释抑郁障碍患者在古希腊文献中比比皆是，即便如今看来其事迹可能是由当时若干医生的行迹捏合而成的希波克拉底（Hippocrates）曾强调过的一种比较人道的、就事论事的观点。他（或是他们）最早对"歇斯底里（hysteria）"进行了描述——这是一种心理失常引发的身体上的病症。

但罗马人和犹太人作家们都青睐"着魔"的疾病解释模型，因此这种说法在《圣经》中也一再出现。直到18世纪中叶，整个欧洲都用被恶魔附体或遭女巫摄魂这类说法来对人在经历抑郁障碍时发生的变化及其对他心灵造成影响的疾病进行解释。而在北美大陆，这样的历史延续的时间还要更长。对这些疾病的治疗方法既简单又粗暴——折磨。1486年出版的《女巫之锤》（*Malleus Malleficarum*）一书中对此有所记载，而且因为过去没有什么人会为了"着魔"而去寻医问药，因而在经历漫长的岁月，人类进入现代社会后，这种病才获得承认也就不足为奇了。

中世纪时，人们还认为抑郁障碍的起因是肝脏功能过强所导致"黑胆汁"的淤积。出于这种对病因的预设而生的学名一直被沿用到了近些年——至少我上学的时候，"melancholia"这个术语还在通用。然而，如果我们不把酷刑折磨计算在内的话，在1800年之前的研究文献之中根本就没有对心理上有问题的人进行治疗的记录。18世纪，医师萨缪尔·普劳德（Samue Proud）曾做过一些这方面的努力，1780年他曾用"泻药和发疱药"对病人进行过一些从医学上来说不科学的治疗。

到了 19 世纪末，在精神病院里对病人使用的治疗方法有所改善，从现有的文献来看，得到治疗的只有那些被认为对社会危害很大的病人，其中患有严重抑郁性的疾病的人只占很少的一部分，绝大多数是精神分裂症患者或其他严重的精神疾病，包括智力残疾。20 世纪伊始，一位名叫埃米尔·克雷佩林（Emil Kraepelin）的德国教授最先对心理疾病的"医学解释模型"进行了阐述。他认为，人种种的心理疾病症状，诸如精神分裂症、躁狂症和抑郁，可能都有其生理基础。

这个理论可以说是划时代的突破，尽管那时人们尚不清楚这些生理上的要素具体指的是什么，但对于帮助人们理解这样的思想起了极大的作用：因为自身的症状而无力为社会做贡献的患者们其实是生病而不是本性邪恶或者堕落。奇怪的是，20 世纪 70 年代，"医学模型"一词被当作是被那些更前卫的治疗师们用滥的术语——用于描述在他们眼中那些只会开药的医生们的见解。

在克雷佩林的同一时期，弗洛伊德和他的伙伴们正在发表他们的学说——终于还是有人提出了一些可以被转化为治疗的概念。弗洛伊德并没有扬弃心理失调（disturbance）的医学解释模型，但他相信，所有的心理疾患在人的大脑中都有其生理基础（physical basis），而且心理和生理的进程是不可分的，心灵就在大脑的生理结构之中。他通过对人类行为的观察发现，人类除了拥有意识的思想之外，还有一些自己无法掌控的可以归结为情绪或者心理活动的东西。于是他着手研究他的病人的那些与他们的基本冲动相关的、无意识的心理过程（functioning）。他的设想是，如果他能帮病人解决这些基本冲动上的有意识或无意识的冲突，那么这些症状就不会出现，也就自己消散了。

虽然弗洛伊德的很多工作都不是围绕我们今天所认为的抑郁障碍病人展开的，但他所引发的这种思想上的转变依然意义重大。

不止如此，在两次世界大战之间，还出现了一些我们现在看来相当怪异的疗法。比如有一种方法是通过注射胰岛素使病人陷入昏迷，还有一种曾用于梅毒并发症病人的身上——让他们染上疟疾。

在第二次世界大战结束之前，医生们除了对癫痫、结核病和帕金森病等疾病有一些偶然发现之外，抑郁障碍的治疗并没有什么明显的进展。

电休克治疗法（electroconvulsive therapy，即 ECT）是起源于更早的属于 20 世纪 30 年代的发现——患有癫痫和抑郁的患者的心情在一轮剧烈的发病之后往往就会有所改善。于是医学家们得出了可以去诱使其发作从而避免其自行发作的结论。一开始，他们采用的是注射化学药品并配合一些如闪光灯（strobe lighting）这样的措施。

但所有的疗法中最有效的却是在病人脑袋两侧的太阳穴之间通电。早期的心理疾病治疗看起来颇为骇人，这极大地拓宽了像拍了《飞越疯人院》（*One Flew Over the Cuckoo's Nest*）这样的好莱坞电影人的视野。糟糕的是，这也给一些人造成了电休克疗法在今天仍然是一种粗暴疗法的错误印象，被拿来吓唬不听话的病人。

电休克疗法是有效的。它是第一种能对那些因其症状根本无法接受任何形式的谈话治疗的重症患者真正有效的疗法。实际上，它让一些被锁在精神病院多年的不幸的人们由此获得了新生。

抗抑郁类药品的研发则是一个更巨大的进步。其中，异烟酰异丙肼（iproniazid）首先于20世纪50年代作为抗结核病药被用在了结核病人身上。病人们很欢迎这种药，因为吃了之后人会感到很愉快。可是护士们面对在病区兴奋闹腾的病人就没那么高兴了，因而这种药没能作为抗生素沿用下去。但是，这种药在抑郁病人身上产生的效果同样显著，至少在一部分病人身上是如此。于是，第一类抗抑郁药由此诞生，人们直到今天都会不时用到它，这就是单胺氧化酶抑制剂（monoamine oxidase inhibitors，即MAOIs）。

过了一年左右，人们发现一种被用来治疗帕金森病（当时它还被当作一种抗组胺药使用）的名为丙米嗪（imipramine）的药物也会持续性地提振抑郁的帕金森病病人的心情，这表明它并不仅仅是一种类似于安非他命（amphetamine）的兴奋剂。有时候，人们也会试着用它治疗诸如精神分裂症这样的精神方面的疾病，但是疗效不佳。

在与抗抑郁类药品研发的同时，针对精神分裂症的疗法研究也迎来了其曙光，不过那就是另一个故事了。

大概也就是在这一段时间中，医生们发现降（血）压药利血平（reserpine）会引起一种与临床上的抑郁障碍难以区分的症状模式。这种药物通过降低一种名为去甲肾上腺素的化学递质的水平来起作用，研究人员将这两种药物在研究中的发现联系到了一起，认为一些脑区中去甲肾上腺素的缺乏可能是抑郁障碍的成因，而丙米嗪所引起去甲肾上腺素水平提升的脑区也正是这些相同的脑区的事实又验证了这一点。实际上，研究人员还发现，这种药物也提升了另一种名为血清素的化学递质的活动水平。在适当情况下，这种化学物质在造成抑郁障碍中所起的作用甚至比去甲肾上腺素还要更重要。

在那之后，针对大脑中的神经活动以及这些化学物质对特定类型的神经纤维特定部分的研究就变得极其复杂，对其我无可置喙。但是其中关键的事实依然是清楚的，抑郁障碍是一种化学症候（chemical syndrome）。

在第一种三环抗抑郁药丙米嗪问世之后，阿米替林（amitriptyline）以及其后的一大批其他的药很快就接踵而至，改变了数以百万计的抑郁障碍患者在当时和日后的生活。尽管在那之后发明的药物的副作用更少，但在多数病例中，有效剂量内的疗效都没阿米替林好，临床上的抑郁障碍终于第一次可以被有效地治愈了。

近些年，医学上又推出了一系列更安全（尤其是在服药过量时），也能为更多的患者所接受的新药。其中最广为人知的就是选择性血清再吸收抑制剂类药（selective serotonin reuptake inhibitors，即SSRIs），百忧解（Prozac）便是其中之一。这下，抗抑郁治疗就不仅是有效，而且使用起来还很方便了。

与此同时，心理治疗领域也同样在进步。基于条件反射原理的行为心理治疗（behavioural psychotherapy）20世纪60年代和70年代发展了起来。这是一种严密、直观的模型，所使用的是一些之前用来训练动物的方法。行为心理治疗师所感兴趣的不是你的过去，而是你在此时此地的行为。他会教你一些诀窍，通过引导你做出一些行动上的改变来改善你的心理机能。行为上的诀窍对治疗焦虑的病人很有效果，同时也对治疗抑郁有一定作用，因为这两者往往一起出现，但是这些诀窍对治疗抑郁本身的作用有限。我在后文中会再谈到这一点。

在意识到行为治疗的局限之后，心理学家们开始着眼于行为与思维之间的关系。他们发现抑郁的人倾向于从负面的角度思考问题，因而他们设想，要是可以改变患者的思维方式，也许就可以借此影响当下乃至长久的病情。他们是对的，时至今日，他们所研发的这种认知疗法（cognitive therapy），有时也被称为认知行为疗法（cognitive behavioural therapy，即CBT）成了对抑郁障碍最常见且有效的治疗方式。在很多病人身上，认知行为疗法加上抗抑郁药的组合被证明是比单独使用其中任何一种都更有效的方式。

正如我在下文中还会谈到的那样，认为其他形式的心理治疗都不如认知行为疗法有用可能是有失公允的，这只不过是因为它们的疗效更难以进行量化而已。我认为，眼下更多的工作应该聚焦于研发切合实际且性价比高的短程心理咨询以及探究性的心理疗法。

对更有效、副作用更少的抗抑郁药的探索仍在继续。令人遗憾的是，人们似乎对一旦患者康复之后应该用何种方法帮他们保持健康没有同样迫切的心。理解抑郁障碍有很多个侧面，要求人们采用一种全面的视角。而且，患者康复后想要保持健康也需要明白自己一开始是为什么得病的。同时，还需要社会努力去理解，还要保有一种在我现在看来还无迹可寻的宽阔视野。在过去几个世纪中，患者们遭到迫害是因为人们认为他们是着了魔，而现在他们只是在一次急病康复之后就被人扔在一旁任其重新患病。

所以，要想在康复之后保持健康，我们就需要理解这种病及病因的方方面面。我会在接下来的章节中尝试对这些东西进行讨论。

第三章

人为什么会抑郁？

每个人对临床上的抑郁障碍都有自己的看法，我也不例外。以前，精神病学界中针对哪一种致病解释模型才是正确的无趣争论曾经流行过一段时间。幸好今天的临床医生和其他医疗团体都意识到：无论是哪家的观点都无法涵盖这种病的一切。这种讨论现在虽然还有，但是比以前少了许多。这就像是听各执己见的精神药理学家和心理治疗师就一个物件进行争论，其中一个断定"这就是绿色的！"，而另一个则认为"不对，它是圆的！"。但他们在讨论的这个东西其实是一个苹果。对此，我想说："啊，看在上帝的分上，快来个人把它吃掉吧。"

　　以下我要谈到的所有的模型都有各自的拥趸，而在我看来它们都是殊途同归的——如果一个人边缘系统的保险丝过载太多或者太久，它就会熔断。但是，我觉得要战胜这种疾病，其中关键的一部分就在于弄清楚人在一开始是怎么患病的，这也能解释为什么你在读到后文的时候会觉得这一章都是在谈理论。

　　每一种理论的推论又都有少许的区别，尽管其归宿都相同。你应该留意一下其中对你来说最适用的模型和推论，之后感觉有必要做什么，就去做吧。

　　让我先来讲一个故事。这个故事是关于一个小女孩（小男孩也没问题）的，我们就叫她简（Jane）吧。

　　简是一个在蜜罐里长大的孩子，或者说至少看起来是这样。她所拥有的一切都是最好的。最好的教育、伙食、玩具、衣服……她的父母是那种成功的专业人士，他们给予了她在物质方面最大的满足，什么都不缺。比如说，在圣诞节那天，简得到的都是那些最令人艳羡的礼物。

　　然而，简的父母忘了一件事，那就是：对孩子来说，最重要的不是你为他们做了什么，而是你让他们为你做了什么。当她用胶水、水彩和装饰用的小亮片，把自己在学校忙了好久的画画好，骄傲地送给她的父母时，她的父母却开始担忧，对她说："宝贝你画得真好，但是别弄得到处都是，把它放在一边，来拆开你的礼物看看吧。你一定会喜欢的。"

于是，被扔到一边的除了简的画，还有她的价值感。

又有一次，简在学校参加了她的第一次考试。她把一切都献给了学习，毕竟她在家也引不起什么动静，那就专心学习吧。到了期末，她的成绩提升到了全班第一。她攥着这份成绩单回了家，之前她没能得到什么表扬，所以这次也不抱什么希望。但她手中的成绩单被父母看到后，他们高兴得手舞足蹈，对简说："哇，亲爱的，真棒，你真是个小天才，我们真为你感到骄傲！"

从这时开始，简就陷入对父母表扬无法自拔的渴望中，因为她平生第一次觉得自己很重要，而且很迷恋这种感觉。所以，下一学期她学习更加努力，于是又取得了好成绩，再一次得到了她所渴望的关注。从此，她在学业上一直一帆风顺，给周围的人带去了一种对她根深蒂固的观点——简这么优秀是理所应当的。

然而这个时候，她又面临新的困惑，因为她父母逢人便说："当然啦，她以后不是上牛津就是上剑桥，然后会以第一等学位毕业，有个光明的前程。"为了这句话，她竭尽全力开始攻克一些对她来说非常吃力的难关，而真实情况被她异常的努力所掩盖：她其实只是一个一般聪明的人，没有什么值得炫耀的天赋。但她别无选择——因为除此之外，她没有其他证明自己的办法。所以，为了满足她父母口中的考上一流大学、以第一等学位毕业，她只能没日没夜地用功读书。而且，后面的岁月里，大家也觉得对她来说没什么可庆祝的，因为她取得优秀的成绩是理所当然。

大学毕业后，她进入一家大公司，每天依然忙忙碌碌，很快就升了职，同时还结了婚，生了个孩子。不用说，产假一结束，她立刻回到了工作岗位。

这时候，那个她或早或晚都要去面对的难题摆在了她的面前——她正在跟很多实际上比她更有能力的人竞争，而她已经是开足马力连轴转了。她工作起来没完，让她的丈夫非常恼火，而她也对自己没有为孩子留出足够的时间和精力产生负罪感。她想做一个完美的妻子和母亲，同时还想把工作做到最好。但事实却是——她根本做不到。

她现在有两个选择：要么承认自己失败，结束自己现在的状态；要么一直做到完全崩溃。

她觉得自己不能失败，觉得失败比死更糟糕，因为她除了一直成功下去之外再没有别的能让自己感觉到自己价值的方式。

她坚忍不拔地硬挺着，最后果不其然的是，她患上了抑郁障碍。直到坐到医生办公室里，她还在回避她从来不完美的事实，而是辩解说："我肯定能当上首席执行官的，只是那时我生病了。"

你看，她为此付出了多么高昂的代价。

一旦你了解了其中的模式，你就可以早早地发现，有些人注定会患抑郁障碍。就在我创作这部作品时，电视上正播出一则广告，在其中，彼德·奥图尔

（Peter O'Toole）先是扮成一名魔法师，之后又扮成一位父亲，正当他让一个小男孩穿上全套的英式橄榄球衣时，他说："你能克服你的恐惧，乘风而行吗？你能突破你面前的重重难关吗？你能行的，我的儿子，你能行的！"

我只能对着电视怒喝道："可不是嘛，他当然能行啊，你真是个傻子——他怕辜负你都怕得要命了。他会为你去争取，还会将其归功于你。之后，他就会患上抑郁障碍。所以请放过他吧，让他学学如何开心起来。"

我们来看一看心理学家和心理治疗师们对这种疾病的其他理解。我先申明一点。大多数心理治疗师都不会指导你该怎么做，他们更愿意帮你去寻找属于自己的答案。以下的这些指南都是我的看法，并不能代表任何心理治疗上的共识。实际上，日后的治疗方法可能与它们大相径庭，现在的心理治疗也还谈不上错误，一切都还处于探索阶段。

精神分析理论的一些模型

1. 过度活跃的超我

我觉得人们对西格蒙德·弗洛伊德的评价有失公允。虽然现在看来他的一些理论很奇怪，但它们往往是被夸大和戏谑化的。在一个世纪前他研究这方面的理论时，重度抑郁障碍的标准疗法包括将病人用锁链拴在墙上、用高压水枪猛浇或是将病人绑在一个能旋转的椅子上长时间地高速旋转。

"你觉得好一点了吗？"

"我好了，我好了，求求你，别再弄了！"

于是，治疗就"成功"了。

弗洛伊德置身于如此的临床环境之中，提出了一些激进的说法，诸如"我们成为什么样的成年人取决于我们生命早期的经验，而我们与父母的关系则决定了日后我们的心灵运作的方式"。这些放在今天都是不言自明的事，但在当时却都是第一次出现的理论，它们可能也是在 20 世纪早期推动对心理障碍的治疗方式由监护式转变为治疗式框架的重要因素。

下面我会主要谈谈其中的一个概念——超我（superego）。弗洛伊德将心灵分为三个领域：本我（id）、自我（ego）和超我。本我是指我们所有人都有的原始部分的自我，包含有诸如为争夺资源而争斗、交配以及寻求即时的快乐与满足的各种未受良知抑制的冲动。自我是心灵所有部分的中心的综合，就是自性（self），即"这个是我"。超我指的是良知，这个部分负责抑制本我并让我们能做到自控、言行得体。

心灵的这些部分在人生的早期就形成了。超我是通过父母让成长中的儿童明白一个道理——他的冲动的满足是有限的这一点来形成。如果他的父母坚定而温和，他就会形成一种完好的道德心理，日后也会拥有充分享受生活的能力。

然而，如果他的父母严苛而又喜欢折损人，可怜的孩子就得背负着过度的拘束与自责长大。这是对糟糕的父母们形成强烈依恋的孩子们身上屡见不鲜的一个令人遗憾的事实。作为一位成年人，一位慈母的儿子往往不会对自己的母亲给予太多关注，甚至他可能要靠妻子提醒才想起在妈妈生日那天给她拨个电话问候。而那种以自我为中心的暴君的后代则需要向她奉上永恒不渝的爱与关注。电视上曾经播出过一档由罗尼·科贝特（Ronnie Corbett）出演的名为《对不起》（*Sorry*）的喜剧节目，我看到一半就看不下去，因为这个节目实在是太真实了。罗尼在剧中扮演的是一位名叫Timothy、45岁却仍旧单身的男子，他和他的父母住在一起。他那可怕的妈妈在操控人上很有一套，儿子的一举一动她都要管，而他的爸爸为了躲老婆，则早早地一心钻到盆栽棚里。Timothy遇到了一个好女人，他的妈妈就破坏他们的感情，好把他儿子留在自己身边。他的女朋友恼怒地问他："你为什么允许她这么做呢？"

他回答不出来。其实，这个答案很明显：他的人生就是一番为博得他妈妈的爱与认可的注定失败的努力而已。他永远都不会成功，因为他妈妈根本看不到她自己的需求与愿望之外的东西。要是她看得到，儿子长大之后就会自信、开朗，早就离开她了。

另一个神奇之处则是当这种父母去世之后，这类被桎梏住的成年子女不会享受自己获得的自由，而是会继承他们的角色，变得更苛责和否定自己。就好像严苛、折损人的父母被扛在了他们的肩上，在没完没了地给他们讲他有多么不堪、多么一无是处一样。这就是一直在他们身上侵害他们的超我。他们将自己的人生都专注在他人的需求上，很快就会发觉有很多人在对他提出要求，因而保险丝就开始过载了。

所有的模型都能推出结论。这个模型说明，在拒绝苛责你的父母或是超我的价值观、论断和各种预设之前，你都是不会开心的，还会一直生病。所以，请立刻采取行动，让自己拥有时间、空间和欢乐吧。如果这么做你会有负罪感，请随它而去。我会在后文中告诉你如何将负罪感转变为一种有用的工具。但是你必须先作出改变，因为没有变化，一切就会照旧，那就太糟糕了。

2. 内化的愤怒

大多数精神动力学或是探究取向的心理治疗师

将抑郁障碍视为一种针对自我的愤怒。处理愤怒的途径就那么几种，你可以不加隐瞒地将怒气发泄出去，但这样往往会让你惹上麻烦，让其他人疏远你。你也可以对其进行升华（sublimate）：意思就是说，化愤怒为充满活力的行动，例如运动、在工作上竞争或是搞艺术事业。很多领域中成功的人发起脾气来都很狂暴。你还可以凭全面的自信阻止愤怒的产生，当然这里所说的自信之心与为人霸道是完全相反的两回事。一个自信的人不加张扬而坚定地追求他所需要的东西，并且明白什么是能接受的，什么是不能接受的。因此，他的需求会得到满足，也就没有理由生气或者激动。而反之，不自信的人，就不能或者不愿明白地说出他的需求。因此，当他被忽视、遭到欺骗或者他所做的事被别人当作理所当然的时候就会气得冒烟。最终，这积累起来的愤怒再也无法抑制，于是他大发雷霆，将其发泄出来。有时候，这类人会让酒精产生作用——我的一些病人会故意把自己喝醉，因为这是他们释放自己挫败感唯一的途径。不幸的是，这种行为往往会导致与他人关系的破裂。

还有一种方式，就是压抑自己的愤怒：也就是说，将其深深地置于脑后。早年成长不顺的人在很小的时候就学会了这招。这在那时是一种必备技能，但不幸的是，日后当发现它是在帮倒忙的时候想摆脱却往往已经做不到了——出身于公立学校的我们这一代乃至更年长的人很多都是这样。无事发生的时候，那些本应该懂得这一点的人（比如我们的配偶）跟我们说这都挺好的。但是，当空气中带着情绪的味道时，一道隐形而无法穿透的障碍则会重重落下。理由很简单，在过去，寄宿学校都是相当残忍、孤独的所在。我还记得，第一个学期开始的时候，被撂在学校的我看着父母的汽车消失在路上，想到他们一个月都不会再出现时，心简直都要碎了。对于一个八岁的孩子来说，父母这样离开可能就跟他们永远不会再来了一个样。在那天之后，我又经历了很多离别与失去，但没有一回像那时那么凄凉。所以，在这种地方，我们很快就会学会将自己的感情隐藏起来，尤其是悲伤的感情，因为暴露出的任何脆弱都可能会被人抓住，在宿舍生活中占我们的便宜。在啄序（pecking order）的形成上，悲痛、伤感、恐惧、孤独、愤怒……各种负面情绪会不可避免地越积越多。

寄宿学校情感控制的产物就是这样"培养"出来的。这种人看起来似乎波澜不惊，而且很少与人争吵。但是，既然他所处的环境不接受他的情绪（无论是出于这样那样的什么原因），平时积累的愤怒就得要另寻出口。有时候，愤怒会向内指向他自己，他就会为越积越多的问题而责备自己，一次次通过加倍的努力寻求解决，当然也就开始让自己过载。他的超我开始攻击他的自我，这时候他的边缘系统就嘎嘎作响了。

这种情况并不只是针对公立学校的学生们，它在任何人身上都可能发生。但是，这种情况在那些孩童时代就被始终如一地爱着、呵护着的人身上就很少出现。对父母们来说，其中的寓意很明白：孩子不需要吃苦头。经历困苦之后，孩子可能看起来是变得坚强了，但这其实是一种错觉——孩子现在越来越坚强，日后脆弱的地方就越来越多。他需要的是很多很多的爱、温暖与扶持，真正的坚强是通过温存来培养的

（strength develops through tenderness）。

对于已经意识到自己倾向于压抑诸如愤怒这样情感的成年人来说，可以试试改变自己的想法（change the way you operate）。在后面谈"能行"（OKness）的时候我还会提到这一点，但眼下我想我们应该可以发现，如果你一直任由愤怒或是别的负面的情感堆积，以后遇上事的时候它们可能就会跳出来攻击你。

3. 与过往损失共鸣

人们往往不会头一次碰上糟心事就生病，特别是孩子，看起来似乎无论你把什么扔到他们头上，他们都能若无其事地接住，适应力堪称惊人。比方说，一个因为癌症而失去了爸爸的十二岁的小姑娘可能不会出现明显的抑郁。她在那段时间可能会变得黏人、焦躁或不太听话，但是如果家庭中其他长辈处理得当，过一段时间，她会恢复自己原来的样子，除了会想念她爸爸之外，表面看不出来存在什么问题——在她童年剩下的时间里是这样的。可是，20 年之后，等她从她那令人艳羡的工作岗位上被裁下来时，很快就患上了严重的抑郁障碍。

这是怎么回事呢？失去工作跟失去父亲当然不是一回事，但是在象征的意义上，两者有很多相仿的地方——两者都与心中预设的安全感与确定性的崩塌有关；两者都涉及失去宽慰感与自尊的源泉；两者都让她感到迷失和孤独。她的这次被裁与她早年失去父亲的经历产生了共鸣——它在过去的20年间都在沉睡，被一个那时还不懂得悲痛且吓得够呛的孩子压抑着。

在我看来，避免陷入与过往负面经历产生共鸣的抑郁的方法就是严肃对待自己和自己的感觉（feelings）。我见到过很多人，他们在因为丧失亲友或是其他不良事件（adverse event）而手足无措的时候，会斥责自己不够坚强，太过软弱，然后会为了硬挺住而强迫自己装出一副不在乎的样子。那么，他们此时的不畏艰险和顽强拼搏如果持续下去最后会怎么样，我们不用猜就都已经知道了。

所以，请相信你的感觉，正视它，可能的话，找一个你能信赖的人，对他倾诉、发泄。

4. 自恋

这个概念会出现在一本讲解抑郁障碍的书中还真

是出人意料！大多数人认为自恋的人是爱自己的，而不是像产生这个术语的典故那般不可理喻。然而，用心理学的话来说，一个自恋者根本不爱自己，实际上他们对自身是一种厌恶和鄙视的情绪。

让我先把你带到一间有个婴儿在哇哇大哭的育儿房里来。这个婴儿已经哭了有一会儿了，父母都没有听到她哭，因为他们正忙着在楼下喝酒。婴儿的哭声开始升高，越来越愤怒、绝望，脸也开始发红。生物学设计出这种恼人的婴儿发出的噪声为的就是让父母们赶紧行动起来。但这对父母没有听到，因为他们喝得太多了。婴儿接着一直哭，哭得让人感觉她都要爆炸了。忽然，她停下不哭了。过了一会儿，如果你拿一个响尾蛇或者别的什么玩具去逗她，会发现她直勾勾地盯着你，就好像你不存在一样。你看，她已经过了愤怒和绝望的阶段，进入了一种如我的一位心理治疗师同事所说的"懒散区间（the idle interval）"。这是一种一切感情和伤痛都过去了之后的心理空间。她试过与这个世界进行互动，但是无法融入，于是她除了缩回自己的内部世界，别无选择。

随着她渐渐长大，不时地还会试着从身边的人那里获得一些东西。父母有很多与孩子进行情感互动的机会，想必你听到这会很高兴，因为你不必做凡事有求必应的父母。实际上，有证据显示，发展最为均衡的人的父母往往只是做得"足够好"，而非凡事都尽善尽美。理想条件下，孩子有时候会经历挫折，应该会懂得世界并不总是按你希望的方式运转。但是只要你等待，好事最终会发生的。

可是，这个孩子从未从她那对醉醺醺的父母那里受到过任何持续的关注，所以她将越来越多的时间投入了自己的内在世界中。上学给了她一次新机会，她开始试着通过卖弄自己赢得来自同龄人的关注与认可。但她还不懂得通过将自己对他人的喜爱和兴趣表达出来，以此来让他人喜欢自己。因为太不善交际，她往往都是在遭到无情的拒绝后又溜回她那个空闲的间隔里待上一阵子，就这么时隐时现地度过了童年。但是因为她没有与人交往，没能和同龄人一样学会种种社交技巧，就这样，她寻求关注的尝试一次比一次不顾一切，而她的努力却越来越难以得到回报。于是她几乎一直就是个孤僻、不快乐的孩子。

当她成为一位成年人时，平时会表现得很黏人，但是却不懂得如何让别人开心。她总是用力过猛，对任何逆向的或是自己认定的怠慢都依然用情感上的"闪人"来回应。于是，她工作上的、消遣上的和个人交往上的人际关系就都失败了。她加大努力在各方面弥补，却觉得自己更加一文不值。这之后就是我们已经熟悉的桥段了——保险丝的熔断只是一个时间问题。

如果你从这个人身上发现了自己身上的一些东西。我认为，最重要的就是你要意识到这不是你的错。你的问题来自你的背景，而不是你的什么缺点，于是解决的关键就在于允许自己学着做一些事。现在你其实还不懂得如何对他人感兴趣，但是你得做感兴趣的人会做的事，理由就是人们喜欢对他们感兴趣的人。

我讨厌派对。对那些我一个人都不认识的、最糟糕的派对，我一般都会装成另一个人的样子来混过去。我最拿手的是当一个捧哏（cue-giver），这样在整场派对中除了给人递一递我在心理治疗训练中所学的那些话茬儿之外就连一句真话都不用说。这些话茬儿包括——"真的哎？""我的天啊"和"这真是绝了，你太猛了！"。此外还有一些更具体的，比如："原来是这样的？就连在南半球也是这样？"派对过后，其他的宾客们每每都会跟派对的主办人说："他可真是有意思，妙极了。我可是还什么都没说呢。"

我怎么会这么招人爱呢？答案就是大多数人都渴望得到聆听和认可。如果你刚刚开始试着让别人注意到你，就装作对他们感谢兴趣吧。这不是骗人。正如你会在后文中所见的那样，你的行动会让你做出改变，也会让这个世界更多地奖励你。别再那么用力过猛了，你不需要那样。

社会学家和动物行为学家提出的一些模型

1. 习得性无助

我在医学院读书的时候，以科学的名义花了很多时间来对老鼠做可怕的事情。幸运的是，现在这种事少多了。其中一个残酷的实验是将一只老鼠绑在一个以金属格栅为底的笼子里，这块金属格栅连着一台发电机。发电机每五秒就给这只可怜的动物来上一次电击，而它反过来又与一个连有计时装置的 T 形的杆状结构相连。如此，当这个杆被压下去的时候，这台发电机就会关闭五秒钟。

一开始，这只老鼠来回乱窜着寻找逃脱笼子的途径，不顾一切地想逃走。忙乱中，有一次它碰巧踩到了那根杆，也就侥幸少挨了一两次电击。老鼠这种动物不是特别聪明，所以它花了一段时间才明白压下这根杆对它有好处。于是，通过试错，它大致学会了遵循正确的频率来避免电击。而对于人类来说，通过提高电击的频率并将压杆所产生的电击间歇期缩短，你就能让这只小小的啮齿动物的输出足以点亮一只灯泡的能量。顺便一说，每当这只老鼠压杆的时候就给它奖励食物也能达成同样的效果，不过那就是另一个故事了。眼下，让我们把关注点放在我们的这位正设法逃避电击的、毛茸茸的小动物身上。

这只老鼠现在已经学会并适应了规则。这时候，我们可以开始玩最损的招数：把发电机和杆之前的连接断开，让老鼠没法再躲避电击。一开始，它觉得可能是压杆压得不够，于是会提高自己压杆的频率。发现这样没有用之后，它又开始满笼子乱跑，寻求出路。最后，它放弃了，就直接躺在笼子的地面上，一动也不动。

这时你打开笼门，你本以为这老鼠能有多快就有多快地离开这块电击格栅，但是它没有。它还会在地上蜷缩着一阵子，最后才慢吞吞地让自己从笼子里爬到实验室的地板上。然后，你把一只又凶又饿的猫放进房间。正常情况下，老鼠应该把这当成一个立即开始紧急撤离的信号。这回它却没有，无动于衷地趴在那，看着这只猫走过来，让它把自己吃了。

它为什么不跑路逃命呢？其原因就是你已经令它学会了无助。这只老鼠已经明白，无论它做什么，最终都没有用，抵抗没有意义，它无力对其环境施加影响，因而也就直接接受不可避免的命运了。

你也可以让人类学会无助，让我们把场景移到一所房子的一个房间里。房间里一个小女孩正在用橡皮泥为她爸爸捏一只小狗。她一整天都很乖，迫不及待地等着爸爸回家，好把这个满载心意的礼物送给他。

一听到爸爸的汽车开到门口，她就拿着捏好的橡皮泥小狗兴冲冲地跑到了门边。爸爸开门进来，她立刻就扑到了他怀里："爸爸，看呐，我为你捏了一只小狗，它很可爱，我知道你喜欢小狗，这是送给你的。"

但是爸爸在办公室度过了糟糕的一天，已经很累了。坦率地说，现在他最不想要的就是一个一边叫嚷一边往他身上蹭橡皮泥和颜料的熊孩子。于是，他随便把女儿往旁边一推，大步流星地上楼睡觉去了。小女孩往后趔趄，坐倒，把她的小狗揉扁，眼泪落在了压扁的礼物上，也洒在了她同样被压扁了的心意上。

第二天，她成了一个小祖宗，给她妈妈出难题，还怎么都不肯听话。毕竟，这都有什么意义呢？乖巧懂事不管任何用，不是吗？等她爸爸快回家时，她开始为她不听话的行为所可能导致的后果担忧起来。但是这次，爸爸跨过家门，径直走向她，把她抱在了怀里、亲吻她，还送了她一只泰迪熊。他对已经呆住的孩子说："这儿有一件送给世界上最好的小姑娘的礼物。"

父亲自己觉得心里好受多了。你看，他一整天都在为前一晚的事愧疚，因而现在进行了弥补，觉得已经把一切都处理得很完美。

但是他并没处理好，面前的孩子现在陷入了困惑。她想："等等，这到底是怎么回事？昨天我很乖，给爸爸捏了一只可爱的小狗而他却对我很糟糕。今天我很不乖，而爸爸在我面前却很高兴。我不明白。"

这混乱的思维持续不了几个星期就会让这个女孩明白：我怎么做是无所谓的。有时候我会遇上好事，有时候会遇上坏事，但是我什么都做不了。

你看，她已经学会了无助。

在这之后，这个女孩会逐渐长大成人，却不善于做出选择。她会按别人对她的期待生活，满足别人的想法，却会忽略自己的需求和快乐。她也会对他人提出一些要求，但是她心太好，又往往容易被那些善于利用别人的人拿捏。因为她觉得她无力影响她的周围，不到山穷水尽她是不会去摆脱对人有损害且剥削人的工作环境、友谊或是感情。面对无理的工作要求时，她会咬牙硬挺直到保险丝熔断那一刻。

让一位在和谐稳定的家庭环境下长大的成年人产

生习得性无助是困难的，当然这种可能性也有，我在几位经历了重大灾难的受害者身上见到过。

在孩子身上来这套就容易多了。你都不需要刻意残酷地对待她，只需要不稳定地行事就行了，这样她就不会明白原来她是可以有所作为的。

如果你在自己身上看到了这个小女孩的影子，也许你就需要考虑一下关于你对你自己和你与他人、与世界的关系的想法了。如果你觉得凡事你都没得选，什么能改善你的境遇的事情你都做不了，就再好好想想，跟家人或者朋友谈谈，听听他们怎么说。如果你让他们透露自己的真实想法，你可能会发现，他们中的多数人都会直截了当地指明你做得太多、被人占了太多便宜、在做的工作不适合你、被你的伴侣利用了之类的。那就做选择吧，就像你自信能控制着自己的人生一样。

2. 母爱剥夺与依恋

20 世纪 50 年代的时候，育儿的科学曾盛极一时。不仅在学术圈中，就是在公众报刊上也到处都是育儿的各种"要"和"不要"。很多这些曾经看起来"有证据支持"的观点现在都深陷于争议之中，这提醒我们在经受住时间的检验之前，不应把当下的研究成果太当真。

不得不说的是，我觉得我的很多同事都没有秉承这样的批判性原则。

但是，尽管其研究上的基础不甚牢靠，这一时期中还是有一种被公认为有价值的理论模型，这就是"母爱剥夺"的概念。据儿童心理学家鲍比（Bowlby）的描述，长期无法接触母亲的孩子在一开始会变得易哭、避人，之后还会出现发育迟缓和与同龄人的社交问题。情况继续发展，随着这种孩子逐渐长大成人，他们会出现焦虑、对爱与关注的极度渴求、易怒且记仇，以及作为这一切的后果，他们还会经受愈发严重的愧疚与抑郁。

这些孩子所被剥夺的正是他们对依恋（attachment）的需求。这被视为是一种演化出来的需求，用来让婴儿在危险的环境中抱紧母亲以寻求保护。人们开始明白，孩子身边只要有一个主要的、可靠的且可以提供保护的人就可以很好地成长，无论是孩子的母亲还是别的什么人。

儿时的依恋需求没有得到很好满足的成年人会在人际关系中变得过度焦虑、黏人，这会让她遭遇拒绝和失落，进而导致更多的愤怒、缺少希望乃至抑郁（心情上的抑郁，还没到抑郁障碍的程度）。这么一种恶性循环和走低的自尊搭配到了一起，使得她倾向于选择不可靠、无法满足她的需求的伴侣以及无法让她感到有所收获的工作。她试着通过加大努力来做不可为之事，而这又会走向我们熟悉的终点。抑郁障碍的肇始又可能会让她失去工作和恋情，如此甚至会破坏更多的依恋，就这么一直往复下去。

除非她停下，仔细地想一想，而后开始寻求那些会友善地对待她的人、工作和经历。从她自己开始，更友善地对待自己就是个不错的开始。如果她顶着自己的直觉这么做了，她就能养成可靠、持久的依恋。而这些在这一理论看来，就是一剂疗愈抑郁的良药。

3. 能行（OKness）

这是一个借自一种名为交互分析（transactional analysis）的心理治疗的概念。《我还行，你也是》

（*I'm OK, You're OK*）一书对其进行了详细的解释。这个概念并不复杂，但是，它却有着很深的意义。

我算不上是这个星球上最好的精神病学家，随口就能点出几个厉害得让人没话说的家伙，他们中的好些人都在那些顶尖的教学医院工作。他们都很有学问，富有同情心，发表过许多专业上的论文，受到来自病人和同事的广泛爱戴。

我能跟他们打交道，是因为我虽然比不上他们优秀，但离最差劲还是有相当的一段距离——我知道我还行。我尽我所能，用我自己的方式做事，也取得了些许成绩。这对我内心的稳定很重要，因为我在工作中会遇到很多的起起伏伏。

偶然有一个病人气冲冲地告诉我说他觉得我医术很差，应该滚回家去，省得到处祸害别人的生活。这让我很生气，但它只持续了一会儿就过去了，甚至都没有影响我的睡眠，因为我知道自己是什么水平。同样的，也曾经有个病人一次又一次地跟我说我是有史以来最棒的精神病学家，应该得骑士勋章。尽管这种话我听了很受用，也鼓励说的人不妨多说说，但它并不会真的影响我对自我的判断，我知道自己几斤几两，就是"还行"的水平。这个判断让我得以在工作中放开手脚，不用去寻求什么认可，这样我就可以从我的病人的最大利益的角度，做出自己客观的判断。

我能有如此良好心态的原因就是，在我还是孩子时，我的父母从未曾让我对我是世界上最重要的人这件事有过丝毫的疑虑。现在想来，我当时确实就是被养成了一个又拽又不可一世的小年轻。但是一年年的时光过去，那些小污点都被我敲掉了，现在友善的朋友们会在我虚荣的泡沫泛得太过直白的时候就把它戳破，而这种育儿之道带来的就是一种无法抹去的感觉——一切都会没事的，因为我能行。

所以说，父母们把那句老话忘了吧。正确的版本是：少了表扬和价值，就会毁了孩子（spare the praise and valuing and spoil the child）。[1]

看起来，缺少"还行"的意识就是让我的很多病人为了满足他们自己这一无益的意图而努力得太多

---

[1] 此处应指的是"spare the rod , spoiled the child"，即"闲了棒子，宠坏孩子。"——译者注

太久的原因。对这样的人来说,成功与认可就像是一种毒品,你得到的越多,就越想要更多,而没有得到就更难过。这还没完,因为其后果不可避免,而且会阻碍你的脚步,迫使你去审视你自己以及你思考的方式,所以最好在保险丝熔断之前就这么做。

寻找自己"还行"的意识并不容易,而且可能需要借助一些心理治疗的帮助。然而,你也可能只是需要去跟朋友和(良性的)家人谈谈,听听他们是怎么说你的,相信他们,试着去像他们喜欢你那样去喜欢你自己。这样能行得通的一条最基本的心理学原则是:你怎么行事,你就成为什么样的人(you become the way that you act)。

前些年美国中部的一个州发生的事就说明了这个道理。两位心理学家听说有两所州立精神病医院存在虐待病人的情况,于是为了避免正式探访打草惊蛇导致无功而返,他们决定微服私访,扮作精神分裂病人,各自前往一家医院调查。他们提前商量好自己届时所见的幻觉和臆想,然后就去到了医院,获准成为长期病人。计划是这样的,在六个月后,两个人会一起站出来说明，他们是心理学家，并将他们的发现公之于众。然而，半年他们却都变成了真的精神病人，而且据我所知他们至今都没有痊愈。

这与灵应牌之类的问题背后的现象相同，孩子们觉得这些东西玩起来很难，这是因为如果你行事怪异得足够久，你自己就会变得怪异。

在我看来，其中的规则对预防乃至从我在前文中提到的各种模型所产生的抑郁障碍中恢复都很重要。如果你想避免抑郁障碍出现或是在痊愈之后再次发作，就需要变得更好。

4. 休眠

一只动物身处严酷环境的时候，它面临着两个选择：不管不顾或者是退缩。选第一个的动物很久以前就都灭绝了。在严冬的尖牙利爪之下继续搜寻食物会饿死，那些在温暖的兽穴中守着准备好的坚果静待天气转好的动物则有机会活下来。随着时间的流逝，自然选择成了借助本能的自动行为，身体抛弃了选择，它开始学会对严酷的周遭做出反应，将动物的新陈代谢降至最低水平，并令其撤回到最容易生存的地方。

一些哺乳动物就是这样学会冬眠的。

然而，包括人类在内的高级灵长类动物学会的是通过或多或少地调整自己所处的环境来操控这一过程。动物行为学家们发现一些动物会在压力作用下出现抑郁行为，降低新陈代谢率，和进入冬眠的其他动物很相似。所以，他们得出一个结论：处于抑郁中的人类实际上就是在冬眠。这种模型有一定的道理，冬眠可以给动物带来很大的优势，它将自然选择停了下来。在我们到达能够生育也就是参与自然选择的年龄之前，几乎没什么能杀死我们的东西。我们身上仅有的几个变化巨大的部件之一就是大脑。作为人类，为我们大脑发达的情感部分（包括边缘系统的组件）所付出的代价可能就是，当我们体验冬眠的过程时，也会经受巨大的痛苦。

当一只动物经历短期的危险时，肾上腺素会被释放出来，通过例如提升心率、呼吸、肌肉张力、感官的敏锐度等一些身体上的变化，它能够跑得更快、斗得更凶。如果危险长期存在而不消散，身体就会由皮质醇接管。这会抑制身体的免疫反应（因为身体默

认它会被过度消耗或受伤）并最终导致新陈代谢率的
下降。抑郁所影响的人类大多数大脑结构与在低等灵
长类冬眠时受影响的大脑结构是相同的，而在冬眠的
动物和抑郁的人类身上都会出现皮质醇水平的提高。
如果说临床上的抑郁障碍是身体通过进入一种保护性
的休眠状态来对严酷的环境做出反应，好让你在身体
撑不住的时候停下来，那么它能否防止你日后患上高
血压、心脏病和脑卒中呢？这不是没有可能，更重要
的是，你能否通过及时、适当的行动来预防它？我觉
得是可以的。如果你在面临压力的时候能拿得起放得
下，及时止损，你就不会生病。

人生事件研究

20 世纪 70 年代和 80 年代这种研究有很多，它
验证了当坏事发生的时候，尤其是在一段时间内，同
类型的忧愁和抑郁障碍往往会一同出现。尽管这些结
论看起来像是明摆着的事，但是它们在很长时间之后
才会被人们接受。因为抑郁与人生事件之间产生联系

的理由可能有很多种。尤其是，一个人在患抑郁障碍之后所碰上的倒霉事也可能是其病症所导致的后果。虽然现在还有那么一两位精神病学家坚持认为这种联系不存在，但负面事件会导致抑郁这一事实现在或多或少得到了人们的公认。40 年过去，我们终于达成一致，不再当睁眼瞎了。

近期的重大人生事件是最首要的致病因素，多数情况下，这些事件与压力、失去、社交网络的扰乱或是持续受威胁感有关，但是别的重大人生转变也都可以算在内。离婚或失去工作都是常见的诱因，而如果要论对人的影响够剧烈，表面上属于好事的意外之喜，例如赢得五百万英镑的乐透大奖也属于风险因素。

通常来说，抑郁障碍病发的时候都存在次要诱因，比如远期的重大人生难题，它们涉及种种会持续带来压力的情况，或者自身就足以引起抑郁，又或者与近期遭遇的生活事件共同起作用，让人忍无可忍。

最后，我们再来谈谈弱点因子（vulnerability factors）的形成。人生中，有些情况本身并不足以引起抑郁障碍，但是会使人在经历负面人生事件或者陷入重大困境时更容易产生抑郁。一项关于重大人生事件的研究对坎伯韦尔（Camberwell）的每位女性都进行了采访，在她们身上，研究人员发现了引发抑郁的三种主要的弱点因子，其中影响最大的就是同时养育三个乃至更多五岁及以下的孩子。研究发现，大到 15 岁的孩子都会带来相同的风险。另外两个弱点因子则是：在操持家务之外没有工作和在 11 岁之前丧母。在这第一项研究之后，其他的研究又发现，一个人的生活中出现的任何导致社交匮乏的因素或是使个人感觉受到了限制、有困顿和无助感的东西都是弱点因子。

坎伯韦尔的这项研究主要关注的是女性在失去亲人后的境遇。没有他人的支持或帮助，生活对于陷于几个孩子的哭闹中的母亲来说是非常消耗人的。而我想知道的是，这些患病的都是些什么样的母亲呢？鉴于她们往往早年丧亲而后又独力坚持的履历，我感觉她们和前文我们讲到的简很相像。

如此看来，你的生活中预先存在某些因素，才会让你遭遇到的一次乃至更多带来压力的事件成为“最后一根稻草”。在此，我还想加一条，要想让保险丝熔断,你还需要不屈不挠地去努力对抗。你无法逃离你的过去,也不可能一直回避你当下的种种境况。但是,你可以指望那些你在生活中能做的选择——把你自己和孩子们一起代入这个等式,有时候只能找一个对自己来说并不完美、但却能让自己力所能及之事来作为持续得下去的、折中的破解之法。从拒斥自己,转而全心关注其他人,即使关注的是你的孩子们。因为你生病对任何人都没有好处。

认知理论

这种看待抑郁的方式有几位支持者,其中最负盛名的就是美国心理学家阿隆·贝克(Aron Beck)。贝克对抑郁障碍的看法与多数精神病学家都大相径庭。我们往往认为负面和自我否定的思想是抑郁障碍的一种症状,而他则将临床上的抑郁障碍视为负面思想的根源。凡事都从负面去想,你就会有种种负面的经验,而这反过来又会确证你的负面看法,如此往复。

催生负面思想的是一系列根深蒂固的隐含预设,

常见的隐含预设包括如下这些：

⊙　我没用。

⊙　最后一切都会变糟糕的。

⊙　我不是可爱的／谁都不会喜欢我。

⊙　别人会发现我的缺点。

⊙　我必须比其他人做得多才是有价值的。

⊙　如果我心态乐观，生活就会要我好看。

这些隐含预设会生成负面的想法和信念，按照贝克的观点，它们反过来又会导致抑郁障碍。

贝克对这些抑郁认知（或思想）进行了如下分类：

⊙　灾难式思维：除非我确保一切事物在一切时间内都尽在我掌握，不然一场灾难就会发生。

⊙　过度归纳：我搞砸了这件事，这说明我永远做不好事情，因此我就是个废物。

⊙ 非黑即白思维：做事就要做到完美 / 我必须得完美，不然一切都没有意义 / 我就是个废物。

⊙ 选择性解读（abstraction）：我在工作中得到的正面评价什么都说明不了；我的老板批评了我工作的一个方面，因此我显然是被人看不起的，很快就会被炒鱿鱼。

⊙ 个人化：与我一同工作的团队没能拿到那个合约。这都是我的错，我无可挽回地失败了。

⊙ 专断推理：她刚刚瞥了我一眼，这说明她不喜欢我（尽管她从未说过类似的话）。

贝克认为其中的问题源自一种对自己、世界以及未来持负面看法的认知三联征（cognitive triad）。一旦你形成了对世界的看法，你的经验就倾向于去适配它，或者换成西蒙和加芬克尔（Simon and Garfunkel）的歌词来说就是：你只听你想听到的东西，剩下的都被忽视了。

设想一下，一位可怜的小哥看起来很难过，他认为他的老板不喜欢或者是不尊重他，因为刚才他跟老板擦肩而过的时候，老板看向了另一边。

"这是因为我不够优秀。"他很沮丧，然而却忽视了他上个月才刚刚赢得"卓越员工"奖。实际上，他的老板没有注意到他是因为正在看自己的手表。于是，我们这位在认知上受到了挑战的小哥一整天都在为自己做了什么得罪老板的事情发愁。他决心将自己投入在工作上的努力加倍，好避免再重蹈覆辙（无论那是什么）。当有人告诉他公司的利润下滑了的时候，他直接就假定自己会最先被开除，于是在工作上更加拼命，直到累得精疲力竭，开始出错。当别人给他指出错误时，他觉得最糟糕的事终于还是发生了。所以，面对压力，他只知道一种应对方式，就是投入更多他已经没有的东西：努力与精力。而保险丝距离熔断就不远了。

我会在后文中讲解认知行为心理治理师如何处理

这些心理上的歪曲，眼下我们只要对自己的思想加以留意就足够了。尝试一下，去挑战你的负面思维，如果你觉得这样做太难，就想想你头脑最清楚的朋友或同事在这种情况下会怎么帮你解读。他们在这种情况下会说些什么，你应该都能想得到。在上面提到的这个事例中，他们可能会这么说："我看不一定是这样，老板可能就是在忙别的事情，那时候他的心思都放在别的东西上了。"

比较一下你和他们的解释，看看哪方更有道理。需要的话也可以多跟几位朋友谈谈。

在经历了几段疗程之后，我常常让我的病人尝试想象有一个缩小版的我坐在他们肩膀上给他们评说生活中那些让他们焦虑的事情。只要养成了正确的思考习惯，对大多数事情来说，合理的解释是相当显而易见的。我个人并不推崇积极思维（positive thinking），在我看来它是一种用来让人们相信去做一些事情就一定比不做好的话术。一位英式橄榄球教练告诉他的那支豆芽菜身材球员的球队，说他们可以跟本地的那些180厘米身高的壮汉队伍分庭抗礼。很抱歉，他们会碰个头破血流的。为什么不试试玩草地滚球（bowls）呢？积极思维只能把人引向幻灭，是行不通的。行得通的是实际思维（realistic thinking）。朝这个努力吧，还有最重要的是——去留意那些一直在你身边发生着的、美好的事情。

还有一件事，我认为现在西方社会对成功是痴迷的，而这也在支撑着我们很多的负面思维。其实，谁都能成功，这很容易。但你要做的是把你的活动范围限制住，只参与你确定自己能从中有所得的那些事。这是一种相当拘束的生活，却是成功的。我们来看，真正困难但也相应有意义的是：失败得圆满（fail well）。这意味着我们需要向一些目标进发，去经历各种事情和挑战，理解人有时会得意，有时也会失意，原谅自己的失败并从中学到些东西。这样你就拥有了一种富有质感且免于恐惧的生活。

几年以前，几位朋友带我去英格兰南海岸玩帆板。我之前从没玩过，他们都很有经验了。我为了让自己能站在帆板上滑行就折腾了一整天，最后只能做到一次站几秒钟，而后就在朋友们愈发热烈的欢笑声和自己越积越多的挫折感中栽倒了。我身边还有一位水平比我还差劲的新手，他在帆板上连站都站不直。那天结束的时候，我同情地对他说："这简直就是浪费时间，我以后再也不玩这个了。你呢？"

"嗯，我玩得挺高兴的，"他回应道，"我打算明天再来一趟试试。"

我又问他有没有因为周围都是高手，自己却摔倒这么多次而感到尴尬，他说他没有。

第二年，我碰巧又在那里碰到了我的一些朋友，这回我说服了他们，自己待在岸上看他们玩。我们到海边时，我又看到了去年那个新手正在玩帆板。但如今，他技术已经非常娴熟，玩得很棒。

这件事中，我成功地回避了失败，他却接纳了它，结果就是他掌握了一种显然让他玩得很开心的新本领。所以，为了取得有价值的、广泛的成功，你必须先学会去失败得圆满一些。我见过的每个幸福的人都先学会了这一点。当然，这并不意味着你必须让生活变成一场只为实现不可能做到之事的折磨。

认知失调

这一理论模型与你的思维方式关联不大，而主要与你对真实自我的接纳有关。认知失调指的是你的理想自我与真实自我之间的差别大小。

设想一下，一位干瘦的小伙子正在健身，想试着练出一副超人一般的壮硕体格，因为他相信这样就会得到爱和欣赏。

抱歉，他这样没戏。他就是个干瘦的小老弟，就是从现在开始没日没夜地举哑铃也起不了多大作用。到头来，他得到的只会是挫败感、伤得一塌糊涂的后背，还很可能患上抑郁障碍。但是，他可能是个好小伙，既风趣又幽默，朋友和家人们都很爱他。所以，他应该多多经营生活的这些方面，享受其中的乐趣，而不要去试着成为别人。

根据上面这个例子，认知失调是怎么让保险丝熔断的，我们不难想象。如果你觉得现在你的生活跟自己想要的不一样，就会付出更多努力。如果你的认知失调与坚强的意志、决心与毅力结合到了一起，你就会一直尝试下去，直到你的身体再也撑不住为止。这就是抑郁障碍。

那个了不起的匿名戒酒会（Alcoholics Anonymous）的静祝祷词里说得好，其中祈求的是去做我可以改变的事的勇气，一颗去接受我无法改变之事的平静之心，还有能分辨两者的智慧（the strength to change what I can change, the serenity to accept what I cannot, and the wisdom to know the difference）。对此，我还想加一句，看见你已经拥有的东西，不要忘记去培养、施展它，还有最重要的就是，享受它。

正念研究

消沉（depression）不仅仅让你倾向纠结自己的生活、境遇、环境以及未来之中的消极面，那些专注于负面的人往往比我们更容易患上抑郁障碍。这些人更倾向于为过去的错误、可能会在明天乃至明年可能冒出来的什么乱子而自责。他们总是想要让包括他们自己在内的所有人对所有事满意，而且还不能容忍他们身上出现的种种症状，尤其是无论如何总是伴随着压力和抑郁而来的焦虑和失眠。他们倾向于对抗自己身上出现的症状，而不是去接受、去体验它们。毕竟，坚强者无敌，不是吗？

无论是焦虑还是恐惧，都不是我们该担心的事情里最糟糕的。最麻烦的是对恐惧的畏惧（the fear of fear）。要是你把人生都花在了为过去、未来而犯愁上，等到最后把该犯愁的事情都攒够了，你的保险丝也就熔断了。

《当下的力量》（*the power of now*)）的作者埃克哈特·托利（Eckhart Tolle）意识到了这一点。为了治疗他的抑郁，他放弃了一切身外之物（我这里指他之前所有的一切，金钱、朋友、房产，他的全部东西），过了一段时间艰苦的生活，从明明白白的内省中领悟到，忧愁与压力的产生并不是因为我们所处的环境或是经历的事情，而是因为为已经过去的错误自怨自艾，以及对有着不确定性的未来的焦虑。

遗传特征

当然，就这本书所讲的抑郁障碍的类型来说，其受到遗传因素影响的程度是难以量化的。不过可以确定的一点是，它显然不像躁狂型抑郁障碍那么强烈地被遗传因素所左右。躁狂型抑郁障碍会使患者出现从极端狂喜到深度抑郁的反复摇摆。

就临床上"单向的"抑郁障碍，也就是这种没有间歇性极度亢奋情绪介入其中的抑郁障碍来说，其发病率（这是指同一时间受其影响的人口比例）大约是2%—3%。一个人在一生中会患上这种疾病的概率可能在6%左右。但是，这个数字会随着对抑郁障碍的定义以及对健康与患病的临界点的界定方式而有所变化。虽然它对两性都有影响，但其在女性群体之中的发病还是比在男性群体来得更常见一些。如果你的父母有一方曾患过这种病，那么你患病的风险会上升10%—15%。如果你有个非同卵双胞胎兄弟或姐妹患该病，你也会有同样的患病风险，而如果你有一个同卵双胞胎兄弟或姐妹患病，你的患病风险则会升至

60%。

所以，这种病显然与遗传有关，但这种联系并不像诸如眼睛的颜色等一些特征一样与之联系得那样紧密。毕竟，如果这种病是遗传病，同卵双胞胎的患病风险就应该是100%。其中的遗传因素所指的是哪些东西，我们目前尚不清楚。并不是说，如果你家里有抑郁病史，你就一定会患病。现代医学对这种疾病的研究还不是很完善，在我看来，其原因主要在于研究者们还未能正确地将我正在本书中讨论的压力导致的抑郁障碍与其他原因导致的心情低落区别开来。

我直觉上认为，遗传下来的主要是你的个性。就像我已经说过的，抑郁障碍往往都出现在一种类型的人身上。这不是说，如果你是这种个性的人就一定会抑郁。如果运用得当，这些坚毅、勤勉与敏锐的特质对你是有好处的。如果我说得没错，你恰恰是因为任凭自己的个性驱使，在逆境中努力得太多、太久才会抑郁。所以说，你或你的孩子并不一定会患上抑郁障碍，只要你们不为你们的性情所驱使，在处事上有所节制。抑郁障碍病程发展的种种理论模型大致就是这些，或者说，至少我所熟悉的、靠谱的模型就是这些。

你是怎么患病的呢？把涉及的东西记下来，采取行动吧。要说这些模型大多数看起来都有很多共同点的话，事实也正是如此。我认为他们最后的落脚点都是相同的，也就是这种保险丝的说法。我在前文中已经谈到过这一点，等到第八章时我们会回过头来再对其进行探讨。

第四章
抑郁了该怎么办？

无论你的生活过得如何，也无论你是怎么患上抑郁障碍的，我都想请你想一想：你做得太多、太刻苦、太努力的时间有多长了？这一下，保险丝熔断了吧？但这并不是你的错，你应该得到赞扬与钦佩，而不是安到你头上的种种求全责备。

休息

首先，你不能再较劲了，因为继续压榨你自己，你的身体就无法开始疗愈，这就是浪费时间。

你成就不了太多事，因为你的专注度、精力和判断力都一直处于很低下的水平。所以，停手吧，这意味着你需要脱离工作一段时间，从孩子们身上和家务中得到恢复。停手还意味着，你需要取消那些你一直发怵的社交活动。之所以它们让你发怵是因为你心里明白（你的身体也在告诉你），它们会让你难过。如果你强迫自己忍受，你的情况会变得更糟糕。停手还意味着，向你的家人、朋友、你所在地方的慈善团体以及其他任何需要你为其做事的人宣告：在一段时间里他们得靠自己想办法搞定所有的事情。他们如果抱怨，就让他们把第一章和本章读一读。最重要的一点——别把那些鼓动你变得更积极主动、振作起来的人当回事，除非你没打算跟他们客气。

　　休息难就难在，如果你只是在椅子上坐一天，用来瞎琢磨的时间就太多了。你会担心所有你还没做的事、所有可能出差池的事，还有你的病程对你事业、家庭和感情的影响。这样又会带来压力，也会让人感觉很痛苦。即便你躺得下睡得着而没有胡思乱想，闷头睡觉也不济事，因为这只会使你已遭减损的（curtailed）夜间睡眠的情况变得更糟糕。患上抑郁障碍后，你对睡眠的需求无论如何都是会减少的，任何白天的睡眠都会被从你在晚上要睡的时长之中扣除。你往往会在清晨醒来，而在这个时段，要独自面对你种种的抑郁思绪，简直可以说是凄凉。因而，我们面临一个两难的难题：要如何不让自己胡思乱想而又不透支自己已百孔千疮的身体。就我的经验来说，处于抑郁障碍低谷中的普通人至多有 10—15 分钟的精力来对付棘手的事情，之后就会感到疲惫。如果患者超过了他日常的极限，就无法恢复。

　　问题的答案在于需要找到某种可以不让自己的头脑只是闲着的法子，去尽一切可能回避任何有挑战性的活动，把不得不做的事情分成很多小块去做。最重要的是，要处于被动。最理想的就是一套原汁原味的肥皂剧，要是你能受得了，它能让你坐在那里却不会胡思乱想。同时，你可以模仿一棵蔬菜，让你的身体开始恢复。只要你不干涉它，允许它自己恢复，它就会好起来。如果你受不了电视节目，你做别的觉得轻松的事情都可以。但是要知道，你平时做起来觉得轻松的事情现在可能会变得困难。要按照你当下的感受来行事，不要做"哦,这太可怜了,我连……都做不了"的价值判断,要做那些你在精神上"挂空挡"就能做的事情。

在这一阶段,不要做任何关于重大人生转折的决定,尤其是那些一经决定就无可挽回的事。在这一阶段辞职不是一个好主意,尽管在之后可能是个不错的选择。不要离开家,不要买任何东西,也先不要取消你的海外假期,你可能恢复得比你自己想象的要快。还有,不要自虐。我理解,现在你觉得一切都没有希望,但是一旦你好起来,事情马上就会变得完全不一样。没错,你会好起来的。人确诊抑郁障碍之后也是可以康复的,不要惩罚你自己。你的愧疚感是一种生病的症状,很少是恰当的。是的,你的病会影响你的家庭,但这不是你的错,不比你患上肺炎的罪过更大。如果你正躺在床上,由于严重的腹部感染而吸着鼻涕、气喘吁吁,肯定不会苛责自己。同样,此时你也不会催着自己去坚持、去振作。抑郁障碍这种病持续的时间比肺炎的两倍还久,而且它彻头彻尾都是身体上的疾患。所以,放过自己吧。

你的配偶可能也在因为你的病而受煎熬。这是可以理解的，和患有抑郁障碍的人一起生活很难受，但还没有自己患这个病的一半难受。你们是一同经历这种不幸的受害者，两个人哪个都没有错。试着给各自展现一点共情。

症状中最糟糕的一个，也是让你更有负疚感的一个，就是对所爱之人感情的减弱。尽量不要去担心它：感情也会回来。你并没有真的丢掉你的情感，这只是一种症状而已。

服药

我工作中最难的一部分常常在于说服非常需要抗抑郁药的病人们用药。他们常用的拒绝理由包括：

⊙ 我还是想靠自己来恢复，不想借助药物。

为什么呢？你患上肺炎时也会这么说吗？肺部感染，就和抑郁障碍一样，都是可以不通过药物治疗自愈的，但是选择不使用抗生素是很冒险的事，这意味着你要生更长时间的病。话说回来，你这是要证明什么呢？你有多能想办法、多坚强呢？你的病本身早已给出这些问题的答案了。

⊙ 抗抑郁药不是天然的！

没错，他们不是天然的，但那又怎么样呢？你的意思是想说，合成的药物，就因为是合成出来的，所以就不安全？或者说，你觉得天然产生的物质就必然是安全无害的？毒性很强的一些物质都是天然的，就拿华法林（Warfarin）[①]当例子来说吧，早先是被用来治疗血栓的，但同时也是老鼠药中的有效成分。在精神病学中，我们所用到的潜在毒性最大的药物是碳酸锂（lithium carbonate），这是一种你可以从地底下挖出来的天然生成的盐类物质，被用作一种心情稳定剂（详见后文）。但这不能说明，华法林和碳酸锂是有害的药品。它们在它们的领域都很重要，而且只要用法无误也都是安全的，你只不过是在使用它们的时候需要小心谨慎一些而已。所以，别再觉得天然的就一定是好的。

---

① 又称杀鼠灵。——译者注

⊙　抗抑郁药都是会让人上瘾的。

它们不会有这样的效果。你用药用得太久可能会对药产生依赖，但是所有药都是这样的，而且跟成瘾不是一回事。有时候，贸然停药的人会在断药的时候产生戒断症状，但如果你遵照医嘱，循序渐进地停止用药，就很少会产生戒断上的问题。（一种具备成瘾性的药物会在停药时产生戒断症状，但同时，如果不加大剂量，它的药效还会随时间减弱，因而会使得用药人愈发地渴求它。而抗抑郁药没有这些特点。）

⊙　抗抑郁药会给你虚假的欢欣感，而且会改变你的性格。

它们不会。抗抑郁药至多是将你的边缘系统中的神经递质浓度提升到正常水平。除了那些患有躁狂型抑郁障碍的病人以及少见的过度用药的情况，大脑中有一种防止化学物质水平浓度过高的分流机制（run-off mechanism）。神经递质的浓度水平就像浴缸中的水一样，在有抑郁障碍的情况下，水龙头被堵上了，只有点点滴滴的水滴落下来。浴缸塞子也没有塞住，这样浴缸就一直是空的。抗抑郁药负责把塞子塞回去。水位本应该在浴缸的顶部，就算是个滴滴答答的水龙头最终也是可以盛满整个浴缸的，尽管这要花上一些时间。浴缸接满了水就不能再接了，因为一旦浴缸里面的水满了，它就会从边沿溢出来。边缘系统中有这么一种分流机制，这样其中的各种神经递质的浓度水平就无法超过（对你来说的）正常水平。所以说，抗抑郁药不会让你产生虚假的愉悦，它至多就是把你的心情恢复到你的正常状态而已。忘了你读过的那些说你可以把百忧解当成派对上的娱乐药品的东西吧，它没这个本事。

⊙　我听说百忧解会让人变得暴力。

　　大概两年前，我在一周内看到了两篇报纸上刊登的、关于百忧解的文章。一篇夸赞它简直就是神药，随后大书特书了一番这种灵丹妙药是怎么让人变得更有创造力、更和善以及成为一个更好的人。最后的结论就是：每个人都应该使用一下百忧解，如果这种药能被投放进全世界的供水体系中，就再也没有战争了。然而事实是，如果你让没有抑郁障碍的人吃百忧解，它根本不会对他们的心情或行为造成任何影响。另一篇文章则呼吁禁用百忧解，声称它会让一个温良的人把自己的家庭搞得一团糟。

实际上，百忧解只是一种常规的抗抑郁药，它对有些抑郁障碍的患者来说效果相当不错，但是它的确不是什么神药，当然也绝不是妖怪炼制的魔药。报纸通过制造噱头来提高发行量——在同世界各地的朋友、同事进行交流之后，我认为有些媒体实在是喜欢胡说八道。

说来也巧，这个关于暴力的故事原本出自几篇来自美国的报告——有几个患者被人发现在服用百忧解之后没多久就开始暴力犯罪。但是，如果我们仔细思考就能明白——对于这件事的解读可以有很多不同的角度。一则对这些案件的事后分析显示，涉案的当事人正经受着一种严重而罕见的抑郁疾病的折磨，他们在其影响下产生了受迫害的妄想。在使用百忧解的第一周左右，其效果还未能显现，因而这些患者当时是因妄想的错觉而付之于行动。所以并不能说是百忧解造成了他们行为。

正如我会在后文中提到的，百忧解和其他同类的SSRI 药物一样，可能会让一些人在用药的前 10 天焦虑和躁动不安的情绪有所提升，一些关于使用百忧解的人的暴力报告有可能与其这一副作用有关。所以，如果你开始服药的时候感觉自己非常躁动，请立刻联系你的医生，如有必要可以停药。在很少见的情况下，血清素浓度水平上升的速度过快可能会导致人的脉搏增速、血压和体温上升并伴有严重的躁动情绪。在这种情况下，就需要停止使用这种药并就医，但是在治疗早期，焦虑感的适度上升并不值得担忧，它终究会过去。

在治疗的早期，青年患者出现自残乃至（偶然）自杀的风险可能会升高。因此，在做出对这一年轻群体的患者用药的决定时应当格外谨慎。

⊙　我之前坚持吃一种抗抑郁药，我吃了几天，感觉更糟糕了。

这是因为你坚持用药的时间不够长。药物的副作用集中体现在治疗的前几周，之后一般就会消散（尽管对少数个例来说不是这样，见后文）。而药物的疗

效往往要等到治疗开始的两周之后才开始显现，而且
需要六周乃至更长的时间来展现药物的完整疗效。请
再试一次吧。这一次，你觉得自己可以，就坚持下
去。如果副作用太严重，就向你的医生反映，他会给
你换一种可能更适合你的药。

⊙　我之前吃过一种抗抑郁药，坚持吃了几周时间，
　　但没有作用。

　　你按时按点服药，但是所需的剂量可能要更大一
些。大概百分之五十的人都需要在开始用药的几周之
内增加所服用的抗抑郁药的剂量。

　　如果用药的剂量合适，患有抑郁障碍的人群之中
大约会有百分之七十的人对他们所服用的第一种抗抑
郁药产生反应，但是每一种类型的抗抑郁药所涉及的
都是不同的人群，没有哪一种药是对每个人都适用。
所以如果一种抗抑郁药不适合你，不要放弃，换另一
种试试，很有可能就奏效了。

⊙　我读了药盒里的病人信息手册（patient information leaflet，简称 PIL），其中罗列的各种副作用吓坏我了，我觉得还是不要吃药了。

这些手册可以说是医生的敌人，它造成了数不胜数的危害。病人信息手册必须对每一种被世界任何一个地方报告过的严重副作用进行罗列。但实际上，你身上发生这样一些副作用的概率就跟赢得国家彩票大奖差不多。但是这些副作用就列在那里，导致我的很多病人都以为他们身上会出现所有的副作用，包括晕厥（collapse）、心脏衰竭或死亡。

真实的情况是——你的身体不会被这些副作用困扰。当然你有必要读一读这些说明，如果你身上出现了什么值得担心的副作用，就跟你的医生谈谈。如果你读读对乙酰氨基酚（paracetamol）的病人信息手册，你会被吓一跳，但我们很多人都时不时地会用到它。药物使用得当，肯定比放任你的疾病不进行治疗要安全些。

心理治疗

这是医疗服务系统中的一处短板。尽管我因为英国国家医疗服务体系的很多缺点而对政客进行了批评，但这次的问题并没有出在他们身上。现在的心理治疗既昂贵又需要很多人工。我认为很多受抑郁障碍折磨的患者都可以从某种形式的心理治疗中受益，但是如果每位病人都要接受心理治疗的话，国家医疗服务系统的所有员工就都得重新受训上岗成为心理治疗师，也不会有预算去治疗其他的疾病了。所以我们必须有所取舍，把主要的关注点放在那些疗程短且针对性强的治疗项目上。如今，建议别人在医保计划外寻求治疗已经成了一种政治不正确——但是，听听建议总不是坏事，我还是要这样讲讲。

我建议你在国家医疗服务体系没能在一段合理的时间内提供你所需要的治疗的情况下做如此考虑。在我周围的很多公立医院中，你需要为探索性的心理治疗排队等待超过一年的时间。但这种情况实际上是很离谱的：这不是在服务，是在假装服务。为什么不干脆就直接说："抱歉，我们无力提供探索性的心理治疗，因为它太昂贵。"

多数人并不需要长期的心理探索性治疗。一般来说，对本书中提及的各种模型及其中蕴含的影响进行一些思考就足够了。如果确实有需要，那么我推荐了解一下这四种在本地的 NHS 系统下可以得到的心理治疗，它们是：支持性咨询（supportive counselling）、团体心理治疗（group psychotherapy）、短期专注心理治疗（short-term focal psychotherapy）和认知行为心理治疗（cognitive behavioural therapy，即 CBT）。

眼下，我们先简要地对它们进行一下描述，之后我会对这些心理治疗进行更详尽地介绍。支持性咨询并不寻求对心理问题产生的背景进行探索，或是帮助患者做出任何比给自己留出恢复的时间、空间更深刻的转变。它通过谈话的形式帮你建立你的防御以抵御你所面临的问题对你的影响。社区心理健康团队的多数成员都能承担这一工作，很多全科诊所都配有心理咨询师。

团体心理治疗有很多种不同的形式。大多数精神科日间医院以及心理健康资源中心都有一系列的团体活动，从简单的放松训练到完整的认知行为治疗甚至是探索性的心理治疗，不一而足。很多人都对在公开场合向他人倾吐自己的问题有种自然的顾虑，但是如果谁要给你推荐团体治疗，就好好考虑一下吧。你可能会得到很多知识、实用的建议以及帮助你渡过难关的各种技巧。在这种团体里，你还能结识和你有相近感受的人。

短期专注心理治疗做的事情和它名字里说的一模一样。它不寻求深挖过去，除非是为了了解你当下所面临的冲突以及这些压力让你生病的原因。它所寻求的是对你当下所面临的问题的解决，而不是解决过去的问题。短期专注心理治疗通常包括每周或者每两周与治疗师一起的一个治疗时段，持续数月。

认知行为治疗关注你思考的方式，试着通过挑战你所拥有的负面的、自我挫败的思维方式来改变它们。我在后文中会更详细地阐述这一点。

现在最基本的情况是，抗抑郁药和其他的东西可以帮你好起来，但是如果你自己没有任何改变，你又一次患上抑郁障碍就只是时间问题。如果你能改变你行事的方式，让你自己成为这个等式的一部分，而不仅仅是受他人利用的一件工具，那就不会有再患一次抑郁障碍的可能了。如果你做不到这一点，可能还是需要某种形式的心理治疗。

第五章
康　复

　　我是不是说过这样的话——最终，你的感觉会好起来的。只是有时候这种情况来得快一点，有时候则慢一点，治疗过程中也会经历一次乃至多次的变化，但是，绝大多数人都会得到一个好的结果。

　　当然，这个时候事情就会有点复杂。除非你的运气特别好，否则恢复过程一般不会一帆风顺。如果你逼迫自己朝完全恢复的目标奋进，这个过程不但会动荡不堪，而且还会持续很长的时间。即便你不犯什么错误，恢复的过程中通常也会有很多的起起伏伏。如果你能遵从我的建议，你的恢复情况看起来也许就会如下图所示。

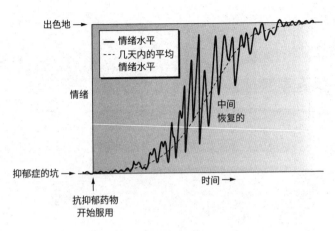

图3　情绪恢复与时间关系图

　　这张图展示了抑郁障碍的恢复趋势：情绪的改善。其他症状的恢复其实也遵从基本相同的模式，只是每种症状恢复的时间进度不一而足，难以预测。患者可能会发现他的心情在治疗的一开始就得到改善，但是睡眠的情况则要等上很长一段时间才开始恢复，而其他的患者则可能刚好相反——心情反而是到了最后才得到改善。

　　正如你从本图中可以看到的那样，你开始服用抗抑郁药的一段时间之后，药效才会开始显现。之后你会发现心情有时会有改善，但也没有好太多，这种情况出现得也不频繁，大多数日子还是跟以前一样处于煎熬和折磨中。随着时间的推移，这种波动的幅度变得更大，直到进入治疗的中期，一天一天的摇摆已经形成规律。前一天你觉得自己几乎恢复正常，后一天立刻又回到以往糟糕的状态。一个很可悲的现实情况就是：人决定结束自己生命的时刻往往不是他处于抑郁谷底之时，很多时候这个决定都是在他已经开始恢复的时候作出的。其中的一个原因就是——如果你有一天过得很好，那么之后糟糕的一天会成为一种鲜明的对照，让人感觉比每天都满目阴霾还要糟糕。还有一点就是，如果你刚好是那种精力和意志力恢复得比心情快的人，你就还必须去面对自己现在有了去实现过去无力付诸实践的自毁想法的"本钱"这一风险。

这个时候，对于你来说，最重要的是：不要行动。你其实已经快痊愈，这只不过是糟糕的一天而已。随着时间的推移，你心情的波动幅度又减小了，糟糕的日子变得没那么糟糕了，而且它出现的频率也越来越少，不会持续一整天。最后，它完全消失——尽管有时候你在这个过程的后期阶段还会冷不丁地碰到一次。

从后往前看这张图，你可以从各种背景"噪声"中看出一种稳步改善直至完全恢复的特征，但是当你身处其中时，你是无法看到这种特征的。一天又一天，你承受着重大心情波动带来的冲击，却找不到任何方向。所以，不对这些波动做出过度反应是很重要的事情。在心情好的时候，你应该当自己已经恢复，对自己说："就是这个感觉，我感觉好多了，我以后就这么生活下去，过去的都过去吧，我的问题都结束了。"

"不，它们没有过去，这时候它们还没过去。"第二天，尤其是如果你在前一天感觉好的时候支取了高涨的精力，四处忙活，此时你的心情会格外的差，就像过去一样糟糕。

你有可能会哭喊道："昨天就是个幻觉，我没有变好，我永远也恢复不了，根本就没有希望，我永远都是这个样子。"但其实，你还可以这样对自己说："这不过是糟糕的一天而已，是正常的恢复状态，明天或者后天我就会好起来。"

所以，如果你对恢复中的正常波动过度反应，就会很大程度拖慢痊愈的进程。所以一定不要这样做，应该学会享受心情好的日子。当然也不要太过疏忽，面对心情不好的日子，选择接受它们，但要带着未来会越来越好的期待和一种认真的心态去等待明天的到来。

那么，在恢复过程中你能做多少事呢？说实话，对于这一点我其实没有什么精确的数据能提供，但是你要做的一定是你的身体允许你做的事情。如果你太勉强你的身体，它就会感觉沉重、倦怠，让你仿佛蹚着蜜走路一样；如果你太勉强你的精神，你又会无法清晰地进行思考——同一页书读上好几遍却指不出上面写着的词；如果你在社交上也这样做，会发现自己跟别人聊了 5 分钟却意识不到讨论的话题是什么。

如果你总是越过这些警示牌，第二天必然会觉得心情糟糕。如果这样的状态你一直持续，没有打算改变，那很快就能体验到悠悠球效应（yo-yo effect）——心情好的时候，你对什么都兴致勃勃，下决心要将自己因为患上抑郁障碍而落下的工作都捡起来；10 分钟之后，你的身体开始报警，但你对这些信号视而不见。

"这简直是开玩笑。"你对自己说，"我不可能这么脆弱，我才干了 10 分钟，平时我都是一连几个小时地工作，我会接着干下去。"于是，你跨过了疲劳的路障，就这么继续工作着。

从这时候开始，你就给自己判罚了难过的 36 小时（你勉强得太厉害的话甚至可能达到 72 小时）。你的身体又回到封闭的状态，强迫你在第二天休息一天（或者是三天），形成了重启治疗。之后你的状态又好了一天，然后你又这样折腾，之后又度过糟糕的一天，就这么周而复始。

如果你的状态是这样，那恢复就是猴年马月的事情了。而如果你采取的是让你的身体告诉你怎么做，你就怎么做，情况就会好得多。如果你听它的话，就能以最快的速度好起来。其中包含了你所需要的所有信息。我能明白你的苦衷，在现实世界中，要一边照看家庭，一边操心偿付贷款的同时还要做到这一点很困难，但是你在这个阶段选择慢慢来符合所有人的利益。设想一下，如果你的大腿严重骨裂，正在接受牵引治疗，你的骨科医生会对你在一周后就下床走路的要求作何回应呢？

"可是我必须得去啊。"你抗辩道，"我得出门去买东西，不然我家就没吃的了，还得有人送孩子上学。"

"不好意思……"医生回复道，"如果你非得要在康复之前就下地走路，你的骨折就无法愈合，你需要躺着静养的时间就会变得更长。"

"我又能怎么办呢？我的家庭都靠我了。"

"那就得由别人去做这些事了，比如你的丈夫。反正，肯定得有人去，但你不行，就这样。"

实际上，我们在骨科病区很少能听到这样的对话，因为谁都明白骨头裂了之后需要一定时间才能恢复。因此，大家凑在一起互相帮衬，让生活得以在你等待恢复的时候正常继续。令人奇怪的是，抑郁障碍（可以看作是边缘系统的折损）明明是一种比腿骨折更严重的疾病。毕竟边缘系统可是由精巧的神经纤维构成的，而骨骼则只是一种简单、结实的组织。不用说，造成这种错位的原因就是人们往往没有以应有的方式看待抑郁障碍这个病症。那么，我就再明明白白地说一次：抑郁障碍是一种身体上的疾病，你需要认真对待它。

那么，一旦你开始康复，又该如何振作起来呢？毕竟，如果你总是无法提高情绪的活跃水平，在感觉上虽然是痊愈了，但在接下来的一年里你也就什么都干不了了。答案就是，你要一点一点地调整。其中的关键就是——第一，去做你从来没做过的事；第二，开始做一些事但不是非要把它们都做完。尽管这会违背你的意愿，因为抑郁障碍的患者往往恰好是那些在做人的操守上有始有终的人（the illness happens to the completer – finishers of life），但在此时有始有终不是必要的。

我将一个衡量你在这一阶段做得是否正确的指标称为"房间中的吸尘器"。如果我在你恢复开始的时候来到你家，应该能看到一大堆干到一半就被搁下的家务事，你家的吸尘器可能就摆在客厅的中央。

如果你有一天过得不错，可能会想着做一次大扫除。于是你就抄起了吸尘器。到此，一切正常，你早晚得开始做事嘛。于是你开始用吸尘器打扫客厅，可是仅仅 15 分钟之后，你就开始感觉两腿发沉，身上没力气。关键时刻到了：你关上吸尘器，就把它撂在客厅地板的正中间。之后，你歇上一个小时，坐下来打开电视或者在家里随处转一转。等你感觉你的能量恢复了，可以再接着干一会儿。但只要你感觉到劳累，就依然需要停下来。这样，一天结束的时候，你的打扫工作也只完成了一半。因为你没有勉强自己超过自己身体所能承受的限度，第二天可能感觉还不错，可以把家务干完；如果你感觉状态不好，那就再休息一天。

不幸的是，很多病人在自己累了的时候往往会对自己说："我把活干完之后就休息。"

那就太晚了！等你打扫完整个家，早已透支了恢复初期的身体，使自己在接下来的 36—72 个小时里陷入糟糕的境地。

所以，一定不要逼自己，放松下来，以一种身体可以承受的节奏去恢复。你会发现，你断断续续地可以做越来越多的事。这时候，你就可以将各种活动分为心理、身体和社交这三类，确保自己每天都做一些与心理和身体相关的事，每周都做一些跟社交相关的事。但是要注意，这些活动要非常温和，处于你身体所能处理的范围之内。如果你觉得疲倦，立刻就停下来。如果有一天你觉得心情不好，就想想："我昨天做了什么？"很有可能，你昨天做得太多。所以，经过一段时间之后，你的头脑里就会形成一种对你能承受（做）什么和不能承受（做）什么的数据库。

这一阶段十分复杂，当你在抑郁的深谷中沉沦时，要做的事是简单的：尽量少做事。当你完全康复的时候，要做的事也很简单：可以做任何在合理范围之内的事。但是，恢复的过程是一个持续试错、调整的阶段。只要你没有太勉强自己，"你能做多少"的这个范围就在不断地扩大。如果你从没有犯过一点错误，却因为过度勉强自己而度过了糟糕的一天，你可能就错过了一次"恢复得更快一点"的机会。要是你因为"悠悠球效应"而难过了很多天，那就是把自己逼得太紧了。

　　像科学家一样行事吧，注意观察自己的反应，并相应地调整自己的行动，不要走任何极端。一开始，一次身体的活动可能就是去街角小店里买一份报纸。这时，你先不要急着去健身房锻炼，因为等你到了健身房换完衣服可能就已经感觉很累，想回家。这样你就会萌生一种失败的感觉，所以毫无必要去折损自己的士气。

　　一次心理活动可能就是读几页街头小报，而不是书中的一个章节，因为你可能会在读了几页之后就感觉脑袋发沉，却还是硬着头皮一直读到了章节末尾。

　　一次社交活动可能就是和别人一起去一家安静的酒吧吃顿午饭，而不是被朋友撺掇着去参加一场派对，这会让你觉得被困住，在半个小时左右之后就觉得又疲倦又焦躁，还不能想走就走。

　　发动你的常识，听听你的身体在向你传达什么样的信息，它们都是真实的。在恢复中要实事求是，不要拘泥于自己所愿所想，这样你用不了多久就会好起来的。

第六章
保持健康

如果你读过一些关于抑郁障碍的医学教科书，就会发现这种病是会反复发作的。也就是说，多数经历了一次发病的人都会在未来经历一次乃至更多次的发作。

我不赞同这种说法。有些病人的确会经历抑郁障碍的反复发作，他们可以被分为两种情况。第一种的复发性抑郁障碍病是独立于上一次发病或者说是基本不受压力影响的类型。正如我在导论中所指出的，本书中所针对的不是患有这类抑郁障碍的病人。而第二种的病人群体更为庞大，他们的抑郁障碍再次发作是

因为他们没能在第一次得病的时候学会治愈的方法而
做出改变。

如果你一直让一根额定功率为 13 安培的保险丝承
载 18 安培的电流，它肯定会不停地熔断。

在你从一段抑郁障碍的发病中恢复过来之后，你
不仅可以保持健康，在之后的岁月里，你还可能变得
比以前更快乐。不过呢，为了做到这一点，你必须先
弄明白你在一开始是怎么患上抑郁障碍的，然后做出
必要的改变来矫正一些行为。也就是说，你必须在你
的生活中做出选择。

不想这么做的话，你可以找到很多看似有理有据
的理由。当我督促一位忙碌的商人关注他生活中的选
择时，我往往会得到这样一种讥讽式的回复："选择？
什么选择？在你担负着各种责任的时候，除了坚持，
没有其他的选项——孩子的学费和房子的按揭还都等
着交呢。"

但是他错了，我们可以在生活中做出一些不必让
孩子转学或是搬家的改变。这些改变不会轻松，它们
需要我们学会对别人说不，需要我们在表达自己需求

的时候更加自信。

你可能还记得前文里我们提到过的简。我在医院的一位同事，她的情况跟简特别相像。我们就叫她苏（Sue）吧，从她被我治愈之后，很乐意我把她的故事讲出来给别人听。

苏是我们之中最优秀的全科医生（general practitioner）。她比其他的医生在病人身上投入的时间和精力都要多，病人们都很喜欢她。当她的同事让她帮忙干些活儿时，她也很少推脱。同时她还是一位贤妻良母。那么，这个故事的桥段我们都很熟悉了，她的保险丝最后熔断了。我给她开了些常用的抗抑郁药，并嘱咐她好好休息。

没多久，她就康复了，回到了她的岗位上。然而半年之后，在用和之前同样的方式奋战了一通之后，她的病又复发了。之后就又是同样的治疗、恢复，她又重新试着投入工作，再之后又因为同样的原因发病。于是苏和我不得不承认，这样的治疗是行不通的。最后我们非常遗憾地采取了必要的手段——她以身体原因退休。当她作出这个决定的时候，她的病人和同事们都很伤心，但是她却挺高兴，甚至罗列了一张退休后去做自己想做的事的计划表。

我相信她会好起来的，但八个月之后，她又回来了，情况比之前更糟。我倒抽一口凉气问道："天啊，发生了什么？你当时状态这么好，计划得美美的退休生活出了什么事儿？"

原来，她各处的同事们听说了她退休的事，又对她的好名声早有耳闻，于是成群结队，纷纷到她那里拜访，个个都大言不惭地提要求："哎，苏，你能帮我做这个讲座吗？这事挺不好办的，我的搭档最近病了！""苏，你手头有点时间，可不可以替我工作一阵，我好请个假？"

这还不算完，她还被孩子学校的家长委员会选中去做义工，她的兄弟姐妹和父母三天两头找她帮忙。于是，眨眼的工夫，她手头就已经堆起比自己全职时还多的工作。这样下去的结果，自然就不言而喻了。

苏张不开嘴拒绝别人，因此她一直在被生活摧残，无力做出任何选择或是去把握让自己幸福的机会。

不要像苏那样，像她那样为人，人们会钦佩你，但那是暂时的。钦佩你的那些人会在你无力再帮他们的时候跳起来攻击你。他们更不会在你脆弱的时候和你站在一起，因为他们是索取者，而不是贡献者，所以眼下还是从你自身出发做选择，把握住你面前的机会吧。你身边的一些人会对此有微词，你得当心他们。而那些关心你的朋友会为你更多地为自己着想而高兴的。

不管怎么说，你需要为自己的幸福负起责任，别指望让别的人来为你的幸福负责。如果你的家庭因为过去太过于依靠你来为他们跑前跑后地料理一切而觉得很犯难，对此你可以表示理解，但要让他们自己去想办法渡过难关。

这种"老好人突然撂挑子"或"兔子急了也咬人"的行为可能会造成一场危机。我对我曾有多少次刚刚治好了配偶中的一方之后就马上得接着给另一方诊治已经记不清了。如果从这个角度来说是我破坏了他们之间的感情，我会很高兴地承认。古希腊人对这个问题很有心得，"危机（crisis）"这个词就来自希腊语，其字面上的原意是"一次机会"。错失破坏自己正身陷其中的既成系统的机会，你就是在判罚自己接着去做多年来一直都在受折磨的事。如果什么都没有改变，一切就都会和以前一样。而如果你下了改变的决定，这次风波就可以让一切都改变。其他人是不会愿意改变的，他们对现状太满意——既然可以一直依靠你，他们为什么要接受这样的改变？

按自己的意愿来做出改变会有负罪感——这个问题阻碍了我的很多病人去做出持续影响他们人生的改变。

我的朋友，我有一些话要告诉你：负罪感是个好东西，它其实是不可或缺的。如果我有一位刚刚康复的病人跟我说她对她所做出的改变以及她对他人所提出的各种要求感到有负罪感，我就要大喊一声"很好"。这就说明她在做出的改变正是她所需要的那一种，是为了她的生活变得可以持续、能长久地让她本人以及她身边的人们幸福而做出的改变。

这件事说起来似乎挺别扭——生活会因为你在选择你为身边的人们做什么时懂得考虑自己的局限而变

得更好。还有一点——如果说负罪感是良性，那么怨恨就是恶性的。

对于自己的选择，如果你感觉心里有怨恨，那么你做的改变就不是你所需要的，或者说它没有真正地表达你的想法。

我们可以把抑郁障碍设想成一间黑暗的房间：这里通往健康与幸福的光明乐园的道路只有一条——写着"负罪感"字样的门。

我们不用去回避负罪感，这是一个很好的标志。总之，无论谁对你在做的改变有意见，都不要去理会。

说到这里，你还得小心走极端式的摇摆，在英国文化中有这么一种行事的倾向。有一次，我偶然碰到了一位缺乏自信的、做什么事都畏首畏尾的男性抑郁障碍患者，但他在接受治疗后忽然摇身一变成为一个难伺候而又咄咄逼人的"暴君"。他原本是一位非常敬业的业务主管，就因为过于勤奋而患上了抑郁障碍。于是他提前退休，过起了一种称得上是"退隐"的生活。但不久后，我从他的妻子那里了解到，她眼里这位"靠得住"的先生开始搞外遇，还酗起酒来。

从表面来看，这些离谱的转变似乎无从解释，但实际上并非如此。他其实什么都没有变，因为这些离谱的事和他之前的软弱非常类似。缺乏自信心与嚣张跋扈是同一枚硬币的两面，真正重大的转变是适可而止，或者说平衡折中。你需要做到这一点，来避免自己只是从一个极端走到另一个极端，而不做出持久的改变。

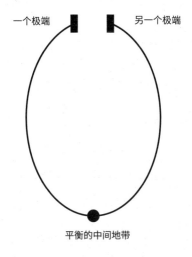

图 4　根部中心

从图 4 可以看出，这些极端非常接近，它们中间的距离很短，中间地带才是离它们最远的，而那里才是稳固的、能持续下去的点，找到它就是保持健康的关键。

我不是在宣扬平庸，我想表达的是持之以恒的定力。要想长时间状态良好，不让自己的保险丝熔断，其关键就在于保持在刚好比极限电流强度低一点的水平运行。有张图展现了这一情况，它叫作耶克斯－多德森曲线（Yerke-Dodson curve）。

这是一张表现水平（level of performance）与唤醒水平（level of arousal）的对比图。我使用了"唤醒水平"这个词是因为它含有一种从很低到很高水平量度的意思，不过你也可以叫它焦虑度、紧张度、警觉度、兴奋度或压力度，这些都是同一个东西的不同方面。

处于 0 唤醒水平时，你是睡着的，所以这时候你什么也没做。刚睡醒的时候，你的脑袋还感觉非常迷糊，也做不了太多的事情。你得稍微醒过来一点才能起床做早餐，之后唤醒程度继续升高，你才有精力做更复杂一点的事情。而要在一个有竞争性的环境中有效地工作，你的唤醒程度必须足够高，高到接近你的极限，真的兴奋起来，就像在天上飞一样。然而，问题在于，人很难坚持住这种高水平的唤起状态，越往高去，滑下来时越快。最好的状态就是比极限高度低一点点，把自己的唤醒水平拉到这个高度待上一会儿。

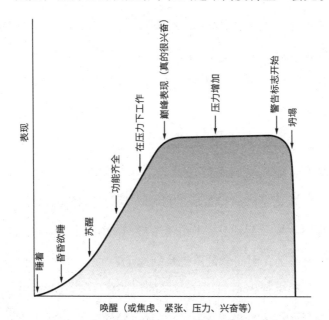

图 5 耶克斯 - 多德森曲线

我们可以在竞技体育中看到这一点，运动员们就是挑战他们能力的极限给我们看的。短促地爆发，直接冲顶耶克斯 – 多德森曲线顶端最典型的例子就是网球运动员皮特·桑普拉斯在他巅峰时期的打法。在一场比赛开始的时候，他很镇静，四肢也都很放松，打起球来脚下的步法就像在公园里散步一样，稳定在这种唤起水平上和对手周旋。到第七局左右，他就开始提速了，整个身体的姿势都变了：步法上开始加入更多的弹跳，眼睛也睁得更大，这时的他就如同一只蓄势待发的猛虎。他赢下了上一局，到他的发球局往往再下一城，甚至在对手还没反应过来的时候他就拿下了这一盘。之后一段时间，他又恢复到那种懒洋洋的状态。如果一场比赛打满了五盘（这并不常见），桑普拉斯总是能赢得最后的胜利，这是因为他的对手一直都在拼，而他只是在很短的若干时间窗口里才"火力全开"，因而余量留得特别充足。

如果你能长期以比自己的极限低一点的水平来工作，就会取得更多的成绩。但如果你试着让自己的工作状态一直处于极限，那么你的状态就会随着唤起水平的提高而越来越难以达到。要知道，你这时候的状态已经"过热"，就像是一只在湖面划水的天鹅，从水面上看去一切都是那么的平静，而它水下的脚蹼却在拼命地踩水。你身边的人意识不到你遇到了问题，但你自己得明白——你已经开始力不从心。

其中的平台期可能相当长，但是事情说出就出，不会有什么预警。你的唤醒水平一路走高，越来越高，之后一定是"咣当"一声重重跌落，什么事情都没办法做。这种情况第一次发生的时候，其形式可能是一种"失控"：非理性的行为、无头苍蝇似的到处乱跑或是向别人发脾气。它看起来就像是一次惊恐发作（panic attack），你在其中会感觉到极度的恐惧、呼吸急促、心悸、出汗、头晕眼花以及产生自己与世界之间隔着一层厚玻璃似的隔离感。

尽管这很难受，但如果你身上发生了惊恐发作，先别慌张，这是一种正常的反应。虽然你可能会感觉自己就要犯心脏病死了一样，但是相信我，你不会有事的。你的心脏没有问题，问题在于你的状态过热了，热到让你的大脑误以为你遇到了危险。发生这种事是因为人类的身体"过时"了——人类的身体是为数万年前史前时代的大平原设计的。在那时，为了让人类这个种族繁衍下去，人们只能专注于很少的几件事情：战斗、种庄稼、繁殖、猎取野生动物并避免被它们杀死。

人类的身体对这些任务的要求适应得很好。

如果你走出自己住的洞穴，在外面碰到了一头剑齿虎，你的反应必须快，不然就会没命。在肾上腺素的加持下，你的身体可以在电光石火之间做出各种爆发性的动作。在几次心跳之内，你的肌肉就会进入一种紧张的状态，你的神经会变得超级敏感，你的各种感官会变得高度敏锐，在危机面前"不计代价"（尽可能地让你感觉轻盈，好让自己跑快点——即使是一米也可能造成生死之别）。

所以说，这些变化都是高度适应于对付与猛兽狭路相逢的情况的。但是，如果你现在是坐在一间办公室里，没地方跑，这些感觉就会非常令人不适而又吓人。它们并不危险，只是一种提醒——你的状态"过热"了。

此时，如果你不马上做出改变，你（的状态）就会从悬崖的边缘跌落下去，很长一段时间爬不上来，这就是抑郁障碍。所以，趁你的抑郁障碍还没有再次发作，悬崖勒马，做出一些改变吧，也许你可以学习一套放松训练法（见第九章）。最重要的是，不要一直都在自己的极限上穿行。正如你可以想到的那样，得这种病的群体中有很多社会上的名流，而他们之中又有好几位都告诉了我一个同样的道理：用 60% 的努力就可以取得 99% 的成果，而且这种状态是可以持续下去的。

在我看来，把你的一些时间花在没有目的的事情上也是很重要的。如果你一直以来在做的都是一些结果明确的事情，你的状态可能就会"过热"。那么为什么无论如何总是要做"有用"的事、当个"有用"的人呢？你到底想证明什么？又是在证明给谁看呢？

尝试着强迫自己停下来，每天停下来一小会儿，周末停得更久一些。这就是我打高尔夫的原因。这项运动很难，也很耗时间，而且还完全没有目的。我的技术不怎么样，但我就是很喜欢打！要知道，被允许去做自己做得很糟糕的事情而不至于惹任何人生气简直就是一种快乐。无论你为此选择了哪种活动（或者是选择什么都不做），表现得差劲一点儿都没有关系，但一定要去做，这是一个保持健康的核心要点。

看来，想要一直健康下去，我们要改变的东西实在太多，也许你还需要对那些让你变得过度勤奋与坚强的东西做些切割，这就涉及心理治疗的领域了，我会在后文中再来讲解这部分的细节。眼下，我想先简单地提及一下，将我的那些在恢复之后得以保持长期健康的病人与那些符合前文中提到的会抑郁复发的病人区隔开来的是三个问题，它们是：

- ⊙ 生活是为了什么？
- ⊙ 我想要什么？
- ⊙ 我是如何保持工作与生活的平衡的呢？

　　如果这些问题在你听来简直不知所云，那就说明你的抑郁障碍早晚会发生或复发。如果你能回答这些问题，大概率就能一直健康下去。而且，到了一定的时候，你很长一段时间会比之前更快乐。

　　让我来为这些关键问题拟一组答案（只有第二题的答案是我自己的）：生活是为了什么？

　　我之前从未考虑过这个问题，但是现在我已经得了病，我发现我一直以来都在拼命努力，因为我觉得自己必须如此。现在我明白了，这些只能带给我疲

怠、焦躁、疾病或早逝。我的妻子并不想要我拼着命
挣回来的好车和大别墅，她只是想要得到我的爱和理
解。因为我脾气太臭，孩子们都不爱搭理我。其实，
说老实话，我这一切都是为了我父亲，为了打动他，
也为了让他认可我。但是他根本就没有被任何人打动
的能力，他已经去世十年了。

我跑题了，不过现在这个病倒给了我机会去理解
生命的意义，还为时不晚，好多人都还没有学到这个
教训的福气呢。我最好想想该用我这辛苦得来的领悟
做点什么。

我想要什么？

我想要爱与被爱，想看到我的孩子们长大会成为什
么样的人，想在我的工作和写作中做出不一样的成绩。

我是如何保持工作与生活的平衡的呢？

我的工作与生活之间就没有过平衡。裁判在很
久以前就喊停了我的工作与生活之间的这场竞赛，免
得这位挑战者遭不必要的罪。我得挣足够的钱来供孩
子上私立学校，不过其他的都可以有取舍。这份工作
就是会让人生病，看看我办公室的同事们吧，他们中

三分之一以上的人今年都因为压力离职了。我估计菲尔的肌痛性脑脊髓炎就是因为压力导致的。莎拉离了婚，她丈夫说他在街上碰到她都已经认不出来了。那些没抑郁的都是出工不出力的家伙。我跟你说，我觉得在这个岗位上想干好又肯出力的人就没法不生病。

我得去干活了！等我干下一份工作的时候，我会在我自己、我的家庭和朋友们都能被照顾好的前提下再好好干。

不管你是家庭主妇（夫）还是英国女王，也不管你是贫穷还是富有，是已婚还是单身，这些问题都是相同的。所以，试着去写出你自己的答案吧，把它们拿给你最好的朋友（不是你的配偶）看看。如果你答对了这些问题，那祝贺你——你已经获得健康了，而且要是运气好，你同时还得到了快乐。

当然，你还会有不开心的时候，因为生活有时候就是会扔给你些苦头尝尝。这种时候，该难过就难过吧，不要硬摆出一副勇敢的面孔，但得能收放自如。

记住——在风暴之中硬挺的橡木会倒下，而能屈能伸的芦苇则能存活下来。

第七章
药物治疗

抗抑郁药

抑郁障碍与边缘系统中的神经递质物质浓度水平的下降，以及神经纤维对这些剩余的化学物质的敏感性的下降有关。抗抑郁类药品通过将这些化学物质的浓度提升至正常水平，并提高神经的敏感度以使边缘系统重新开始工作来起效。不过，抗抑郁药的种类很多，每种都有自己的优势和劣势，其中一些类别的抗抑郁药与其他药品的作用机理也不尽相同。这些药对患有抑郁障碍的人中的大多数都是有效的，约有

60%—70% 的人对任意一种抗抑郁药都会有反应，但每一种药物所覆盖的 60%—70% 的人群是不同的。要是运气不好，你可能就得尝试几种不同类型的药来寻找适合你的。

当然，只要你持续服药足够长的时间，你的第一种药就会有很大概率产生效果。副作用最严重的时间是开始服药的前两周，而药效往往需要几周的时间才能显露。

在好起来之后依旧继续坚持服药是非常重要的。有时候，病人感觉自己好了就会停止服药。这样他们的病往往都会复发，之后他们就失去了对药物的信任。因为他们停药之后抑郁障碍就又找上了他们，于是他们就得出了药物不过是遮盖了抑郁障碍的错误结论。

实际情况并非如此，症状发生反复的原因是边缘系统还没有得到足够的时间来康复。在抗抑郁药将相关的化学物质抬升到正常水平之后，还需要再保持一段时间。这就好比你的腿发生严重的骨裂，等骨头接好，就需要把腿放好，打上石膏和绷带，这样你就不会太疼痛。但是，这并不说明骨骼在此时就已经痊愈了，还得再等上几个星期呢。如果你刚觉得不疼了就动手拆石膏，直接去用伤腿走路，你的腿大概率会再次骨折。

对边缘系统来说，道理也是一样的，神经递质的浓度水平一恢复正常，抑郁障碍的症状就会开始消退，神经的敏感度也会开始恢复，而神经通路的运行也会重启。但是这并不说明边缘系统已经被治愈，恢复的时间会长达几周乃至数月。在这段时间里，抗抑郁药都在支撑着各种相关化学物质的浓度水平。然而，一旦边缘系统恢复健康，神经递质的浓度水平就会自己保持住，你也就可以安全地停药而无须担心停药后的不适。

这个康复过程具体需要多长时间因人而异，不过你好起来之后保持继续服药的时间越长，停药时就越安全。我们一般建议患者在感觉好起来之后继续坚持服药至少 6 个月的时间。如果你一感觉状态开始好转就停药，在接下来的数周时间内，你的抑郁障碍复发的概率大概是 60%，而多坚持一个月，概率会降到35% 左右，坚持 3 个月的概率是 20% 到 25%，这其实还是很高。到 6 个月时，这个概率就能降到 15%，到一年时则是 10%，其后就会稳定在这个水平。对于有些患者，我们觉得仅仅为了降低这 5% 的安全而额外再服药 6 个月不是太值得，所以就将时间定在了 6 个月。不过，要注意的是，这个时间要到你感觉状态好起来了才能开始计算。如果你之前有过一次乃至多次的抑郁障碍发作的经历，治疗就需要更长的时间，因而你也就可能需要坚持服药 12 个月左右。在这一点上，你的主治医生会给你建议。

尽量试着规律服药。专家们现在有一种看法（尽管目前支持它的证据还不是很充分）——认为无规律地服用抗抑郁药可能与无规律地使用抗生素的情况类似，不仅可能药没有起到作用，而且你还可能对其产生永久性的抗药性。

在服用抗抑郁药期间，不要过量饮酒。服药期间摄入酒精所造成的影响非常难以预料，一杯酒的作用效果可能会是平时的三倍。现代医学现在还不清楚的是，酒精是否会干预身体对抗抑郁药的吸收过程。所以，我们防着点总比中招要强。喝酒一定要点到为止，只要你不酒后驾车，一周喝个一两杯可能问题不大，但是更多就不好说了。

不要贸然停药。抗抑郁药的效果不会随时间而减弱，不需要增加剂量来保持疗效，也不会使人对其产生渴求，因而从其本身的意义看并不是成瘾性药物。但如果你突然停药，它们确实有潜在的戒断症状。所以一定要在医生的指导下以数周时间来逐渐停药。

　　以下就是抗抑郁药的一些主要种类。请注意，我在下文中对它们的药效和副作用的描述不可能做到面面俱到，需要更详尽的清单的还是请查看英国处方集（The British National Formulary），虽然我认为没有这个必要。药物大多数的副作用发生在你身上的概率还不如你受封成为爵士的概率大，而研究这些清单还会让你产生无谓的顾虑。但是，如果你愿意，还是请自便，或者咨询一下你的主治医生。

　　这个清单里面有一些通用的原理以及值得注意的事项。

三环类抗抑郁药

　　这类药是在 20 世纪 50 年代最早被投入使用的抗抑郁药，它们是有效的，直到今天人们还在使用。

实际上，剂量如果够大，它们的疗效不低于任何一种新药。它们的问题就在于大的剂量之下，会对患者的身体造成若干镇静性的副作用，这对康复之后就要重返工作岗位的病人来说可不是件好事。而且，如果病人在犯困或者是因为其他什么原因状态不佳时，绝对禁止开车。那么如果病人必须开车接送孩子上学，这会是个麻烦。服药还会导致病人长胖，尽管不是所有人都会如此，但有时候有些病人的体重确实会上升很多。导致这个问题的原因尚不清楚，有可能是病人服药后对碳水类饮食的渴求增高所致。

这类药最大的问题就是它们在过量服药的情况下会变得极为危险。遗憾的是，重度抑郁的病人在服药时就是有可能发生这种情况。把上了膛的枪交到拿了枪可能会走火的人手上不是什么好主意，所以我不是特别推荐这类药。

话说回来，有时候我也会给患者开三环类抗抑郁药，因为偶尔遇到一些新的药物不起作用的病例时，它们却往往能奏效。

如果你确实需要使用三环类抗抑郁药，请一定要按处方服药。要是你服药的剂量太低或是服药不规律，它就起不到作用了。

以下是一些三环类抗抑郁药物、其相关的药物（我对这一类别的概念稍稍拓展了一点）以及它们的独特之处：

表1　部分抗抑郁药名称及特性

化学名称	商品药名称	特　性
阿米替林 （amitriptyline）	阿米替林盐酸盐 （Tryptizol 或 Lentizol）	镇静效果显著
丙米嗪 （imipramine）	盐酸丙米嗪 （Tofranil）	镇静效果弱一点
杜索平 （dosulepin）	度硫平 （Prothiaden）	强效镇静作用
多虑平 （doxepin）	神宁健 （Sinequan）	能让你呼呼大睡，副作用还更少
氯丙米嗪 （clomipramine）	氯米帕明 （Anafranil）	有时候其他的三环类抗抑郁药不起作用而它却有效；也在治疗强迫症时使用
洛非帕明 （lofepramine）	氯苯咪嗪 （Gamanil）	有时候副作用少一些

单胺氧化酶抑制剂

单胺氧化酶抑制剂（monoamine oxidase inhibitors，即 MAOIs）这类药算是最早期的药品，今天我们已经不再使用。这种药使用起来很麻烦，因为它们对用药者的饮食有诸多限制，包括奶酪、各种发酵类饮食（包括啤酒）、葡萄酒（尤其是基安蒂酒）以及任何不够新鲜的肉类。为了安全起见，你应该避免任何含有你未尝试过的食材的食物，那么恐怕你就吃不了印度菜了。你必须严肃对待这些忌口，无视它们有导致中风的可能。它们还能与若干其他的药物产生相互作用，在开任何非处方药之前，你都需要告诉你的药剂师你现在正在服用这种药。此外还有一个问题——你在停用大多数其他种类的抗抑郁药（有一些例外）之后要过一周左右的时间才能开始服用单胺氧化酶抑制剂。如果它没起作用，那你在服用任何新药之前就得再等上两个星期。我们有时候还是会用到这种药，理由也是：其他药都不起作用的时候，它们也许能奏效，尤其是在那些除抑郁障碍之外还有其他的精神症状的患者身上。

新药吗氯贝胺（moclobemide）。相较于旧时的合成药品来说，有很多优点，例如它不需要患者在停用之后在启用新药前等上两周，而且饮食限制被打破也不会造成什么危险。遗憾的是，目前医学上对它是否能像过去的那些"老兄弟们"那样在已产生耐药性的病人身上仍然保持同样的药效尚不清楚。

选择性 5- 羟色胺再吸收抑制剂。在几十年以前，这些药刚被发明出来的时候，它们是一项重大进步，因为用起来更安全、方便。这样就有了一种可以说用就用的、对大多数人都有效的药，而不是像那些旧的药一样为了避免产生过强的副作用而需要由少及多地慢慢增加剂量。这些合成药物中的第一种直到现在仍然是世界上使用最广泛的处方类抗抑郁药（遥遥领先于其他的药）：百忧解。看这药的名字就知道，顾名思义，它们所针对的正是抑郁障碍涉及的两个化学系统中的一个——5- 羟色胺系统。这些选择性 5- 羟色胺再吸收抑制剂也有它们的问题，但是这些问题仅仅会发生在患者开始用药的前几周。有很少一部分人在用药后会感到恶心和头痛，但这些一般都是可控和短暂的，不管怎么说，有需要我们可以吃抗呕吐或止疼片嘛。大概有10%的患者会有焦虑不安的情绪，不过这也不会持续太长时间。从我的经验来看，多数有这个问题的病人就都把他们的药撇在一边了——病人的状态已经够焦虑了，真的不需要更多这样的情绪。

不过，英国国家健康与临床卓越研究所（the National Institute of Health and Clinical Excellence，即NICE）——一家政府任命的半官方机构对这些副作用采取了非常严谨的态度，它反对在青少年群体中使用选择性5-羟色胺再吸收抑制剂，并告诫人们小心用药初期潜在的自杀与暴力犯罪的风险。当然，要是病人在治疗的一开始就感到严重的躁动和不安，可能就得停止用药，去咨询医生。但如果这些告诫让那些在治疗早期副作用很轻微的患者直接放弃治疗，那就大大地帮了抑郁障碍患者的倒忙。实际上，大多数人根本就不会因服用5-羟色胺再吸收抑制剂产生副作用。

除了一条——性能力的减退。我的患者中至少有50%都或多或少遇到这种问题，而且只要在服药，这个问题就会一直持续（再加上身体把药物代谢出体外还需要一小段时间）。实际上，别的抗抑郁药也会造成同样的问题，患者可能会感觉自己的性冲动减弱了一点，但是这一点往往会被抑郁障碍恢复所致的性欲望的提升所忽略。患者所面临的主要问题在于性高潮的延迟，虽然有时候这算是个好事（选择性 5- 羟色胺再吸收抑制剂可以被用来治疗早泄），但是这并不总是一个理想的情况。

现在还没有办法确定所有患者身上是否会发生这种副作用，抑或它究竟是短暂的还是会在治疗期间一直存在。我在向一位患者的妻子解释这种副作用有多难以捉摸的时候，天真地建议她说："您就忍忍吧（you'll have to suck it and see）。"而接下来的三秒钟的尴尬，我真是到死也忘不了。

弗洛伊德和他的那些学生对此要负主要责任。

其他新生代抗抑郁药

自这些选择性 5- 羟色胺再吸收抑制剂面世之后，又产生了很多种新的可用的抗抑郁药。这说明有些人并不能仅靠一种作用于血清素系统的药物就恢复健康。尽管诸如去甲肾上腺素这样的神经递质所需的化学物质通常会随着5-羟色胺水平的恢复自动上升，但它并不是必然的。有时候，去甲肾上腺素系统需要更直接的刺激。因而，需要如三环类抗抑郁药这样的化合物来对这两个系统产生作用，也可以用更有针对性、副作用更少且用药过量时相对更安全的去甲肾上腺素，它们更"对症"。

抗精神病类药物

我想提一下其中的一种药，氟派噻吨（flupentix-ol）。和精神病学中的很多东西一样，这种药也是偶然中发现的。在比治疗抑郁障碍要多得多的剂量之下，它是一种强效的镇静剂，被用来治疗患有狂躁型精神疾病的病人。在剂量充足的时候，它的效果很不错。但研究人员发现，它在每日的用药量低于3毫克的时候，情况就会发生变化——用药的病人非但没有安定下来，反而开始亢奋，四处转悠。这无疑是糟糕的情况，但是研究人员敏锐地捕捉到了问题——这种药是不是改善了病人的情绪呢？他们进行了测试，发现它对重度抑郁病人基本不起作用，但对病情轻一些的抑郁障碍病人中的相当一部分人都有效果，而且在和另一种抗抑郁药混用之后，对那些形成了耐药性的重度抑郁障碍病人中的相当一部分人也有效果。因为所用的剂量很少（每日 0.5—3 毫克），它的副作用也是微乎其微的。我觉得它很有用。其他的抗精神病药物在小剂量下似乎也能起到一定的抗抑郁作用。其中的部分原因可能是因为它们可以缓解焦虑，让边缘系统得以疗愈。它们也可能是对抑郁障碍所涉及的一些神经产生了作用，甚至有可能是关闭了一些负面反馈的神经通路中的一些回路，因而加强了其他抗抑郁药的效果。这些药往往和别的抗抑郁药一起用在产生了抗药性的抑郁障碍病人身上。除了氟派噻吨之外，这类药还没有得到作为治疗抑郁障碍的药物上市的许可，所以关于它们疗效的证据以及人们使用这类药的经验还相当有限。

情绪稳定剂

这些药一般只给在所有的治疗方法都用上了之后抑郁障碍依旧持续反复发作的病人，以及躁狂抑郁障碍病人。这些疾患不是我在本书中所要探讨的话题。但是，有时候情绪稳定剂也会被用在那些不走运、身体对单用的抗抑郁药没有反应的患者身上。此外，有些人会反复受到压力导致的抑郁发作的困扰——因为那些在最开始让他们陷入抑郁的各种压力持续且不可避免，抑或周期性的。这正是本书所要关注的要点。根据我的经验，这其实很不寻常，正如我在前文中已经谈到过的那样，一般来说你都是可以做让自己健康下去的选择。在我看来，情绪稳定剂只对反复因压力而引发的抑郁障碍来说才是必要的（如果其他康复途径都不奏效的话）。

话虽如此，这种药通常都是有效的。多年来，它已经改变了很多躁狂抑郁障碍患者的人生。我们又在很多病例中发现它对预防周期性的抑郁障碍也有帮助。它的问题不在于其药效，而在于预防性地服药这件事的本身，要是患者在康复之后的两年就没再发病，那该怎么算呢？是算患者因为服药了才没有再发病，还是说患者原本早就康复了呢？除非停药观察，否则没人能说得清这个道理。

我们最先发现的情绪稳定剂是锂碳酸氢盐（lithium carbonate），这是一种自然生成的盐类物质。它在大多数情况下都有效，但它对由压力所致的抑郁障碍的疗效究竟如何目前尚不清楚。我们无法确定如果单独使用抗抑郁药的治疗（同时有/无心理治疗辅助）没能奏效时使用它能不能行，不过有些时候它确实管用。我不准备在这里对锂碳酸氢盐进行细致的剖析，主要是因为需要例行验血的原因，它使用起来很麻烦，而如果缺少了这一环节，你就会有一定的概率出现严重的肾脏损伤。你不能拿肾脏冒险，因为肾脏和身体中的其他器官不一样，它是不可再生的。不过，只要你定期验血（每3—6个月，在刚开始用药的时候更频繁一些），这类药还是安全的。锂有时还会对甲状腺产生影响，这倒不算什么大事，因为甲状腺激素可以通过片剂药来补充，而且不管怎么说，有定期的血样监测的话，这种情况也不太多见。现在你就明白我们为什么不是迫不得已就不要用锂盐药品了。但是对一小部分人来说，它就是救命药，就像胰岛素对糖尿病人一样重要。

另一种情绪稳定剂（2-丙戊酸钠）需要的血样监测频率没有这么勤，但是临床成功率（success rate）更低一些。这些药主要被用来抑制癫痫，而且其发现过程同样也很偶然——在观察同时患有癫痫和周期性抑郁两种病的病人时，研究人员发现，作为癫痫病控制组的病人在用药之后，其抑郁障碍的发作就停止了。2-丙戊酸钠（Valproate）目前尚没有得到应用于周期性抑郁障碍的许可，但是有时候人们还是会用到它。

患者要搞清楚哪种药适合自己需要一个试错的过程。如果患者运气好，第一种处方药就能满足患者的需要，但要是患者不走运，可能就得再尝试一到两种其他的药才能找到适合患者的药，所以请耐心一些，坚持下去（听听医生的意见）。

未来

在我们谈话之间就有很多新的抗抑郁药正在接受试验。探索的各条线索就包括对作用于激素系统的药物是否可以用来治疗抑郁障碍的研究。也许，作用于皮质醇系统（cortisol system）的药物也能起到一定抗抑郁的效果？我们已经知道，一些患有抑郁障碍的女性患者对激素治疗是有反应的，有时候甲状腺激素（治疗）还能对治疗抗药性抑郁障碍有帮助。

"新电休克疗法"指的是一种被称为"脑深部刺激术（deep brain stimulation，即DBS）"的技术，它需要在患者颅内安置一个能够通过电极向大脑的特定部位（如前额叶）施放电脉冲的装置。初期研究发现是喜人的，和电休克疗法一样，它也会被用在病情危重且对非侵入式治疗没有反应的病人身上。

这份抑郁障碍疗法的清单没有包括所有的东西，但它涵盖了我最常被人问到的问题和我见到的很多误解。如果有疑虑的话，咨询一下医生，而不是邻居——邻居言之凿凿的时候要尤其注意。讲话信誓旦旦的人往往知识都匮乏——不管对什么事情，只要仔细想一想，就会发现他们的话违背了这一条或者那一条专业意见。

第八章
心理治疗

如果你可以回答我在第六章提出的三个问题——生活是为了什么？我想要什么？我是如何保持工作与生活的平衡的呢？如果你可以按照这些问题的答案去改变自己生活的方式，就不需要心理治疗。幸福、健康的生活对你来说基本是有指望的了。回望这段抑郁障碍的经历时，你会将它视为一件好事，是你迈向更好生活的一个节点。但是，事情也可能并不会那么简单。你可能会让自己被迫过载，或因为你无法理解的原因而忽视、伤害你自己。所以你需要一些心理治疗。

关于心理治疗的资料比精神病学其他领域的资料加在一起还多。我不是心理治疗师，只是一个精神病学医生，所以就不在这里阐述心理治疗技法上的细枝末节了，只谈谈可能有助于你了解心理治疗要做什么以及为什么要这么做的一些基本原则。

心理咨询和短期定向心理治疗

如果咨询师训练有素，他会像一位朋友一样不带成见、耐心地为你提供帮助。你的朋友们往往会倾向于给你提一些建议，而他们的这些建议是基于他们自己而非你的经验。经历过离婚的人大概都记得，当时建议你按他们的想法向你的配偶发脾气的朋友是多么的多，他们的建议又有多么不着调。如果你自行其是，不听他们的意见，他们往往就会失去兴致，不再给你打电话。这样就没人跟你谈你面临的问题，跟你交心，于是你就只得装出一副淡定从容的样子。但这时往往你最需要的就是一遍一遍地揣摩自己的感觉而不做出任何行动。如果你不确定自己该往哪里走，就先别动，想清楚再走。咨询师就是帮你做这件事的，让你直面自己的感受和心结，在合理的时间内作出你需要的改变而不只是冲动的让情况恶化的反应。

　　短期定向心理治疗走得比这还要更远一些。虽然治疗师不会专门地去挖掘你人生中过往的问题与经历，但你的抑郁障碍很可能就是行事和生活方式所导致——这样想是有理由的。我们在自己人生刚刚开始的时候就学会了怎样去感受，而我们在遭遇困境时的所作所为反映的也正是这些感受。忽视孩子的父母让孩子觉得自己没有价值。而奇怪的是，等这些孩子长大了，他们会徒劳地通过给予曾亏欠他们的父母宠溺式的爱护与关怀来博得双亲的爱与认可（见第三章）。在人生遇到挫折的时候，他们甚至会奉献得更多，从而导致保险丝熔断。要想改变这种模式，你的治疗师就需要帮你认识到，让父母认同你是不可能的，因为他们不懂得如何给予爱，所以你永远也无法真正地接受他们的爱。他们在"爱"这一领域是失能的。你需要做的是接纳他们的失能并学着如何从包括你自己在内的其他人身上得到爱，以及在被给予爱的时候拥有察觉的能力。你的治疗师主要会通过关注你在当下的问题而非你的过去来帮助你。具体的方式多种多样，但是原则是相同的——去直面并接纳与你生活有关的现实，而后再作决定，把握生活中出现的机会。

定向心理治疗的意义正在于此。

个人精神动力学心理治疗

有时候问题会更复杂一些，看不到一个清晰的焦点。再者说，你的各种需求之间也可能存在冲突。不同的需求带来了不同的指向，这种压力很有可能就是让你抑郁的原因。举例来说，你可能需要多挣一些钱，但你同时也需要多花时间陪你的妻子和孩子。你可能需要来自父亲的爱与认同，但同时你也需要在他面前直言不讳。我们需要解决这些冲突，才不至于将生活都耗费在无尽的琐碎里。

对此，我们可能有必要去对你的整个人生做一番更大范围的探索。精神动力学心理治疗致力于辨别那些在你人生中起推动作用的（或者说精神动力学的）问题。不过，对一个人内心问题的根源进行了解只是这种心理治疗的一小部分。有些人希望治疗师可以听自己倾诉一阵，之后就用德国口音朗声讲道："你显然是小时候被狗咬过，所以现在见狗就害怕。"

不是这样的。对问题根源的识别并不会令其本身消解，洞悉问题并不会自动令其治愈。但是，这确实会为你提供一些引导，因此探寻你的过去是有必要的。现在，你就需要去解决你发现的那些当时没有解决、萦绕了你一生的问题。这个过程通过一种我在本书中刻意没有去涉及的情绪悲痛更让人理解。大多数人都知道，要是一位你所爱的人故去，你必定会感到悲痛。如果在当时你没有经历与他告别，这种悲痛可能会在你之后数十年的人生中萦绕不去，令你牵肠挂肚。悲痛尽管是痛苦的，但同时也让你在适当的时候能放得下。你不会一直都感觉好，这是肯定的。但是你有能力从中解脱出来，得以自由地体验人类情感的种种酸甜苦辣，而不沉湎在悲伤之中。有时难过，偶尔伤神，但在剩下的那些时候，意想不到的情绪还有快乐，甚至是喜悦。如果你现在就正在忍受悲痛，你会觉得这些都是不可能的，仅仅是这样的建议本身可能就有些许冒犯。但是，不要排斥自己的情绪，去感受吧，而后留意我的话，你会明白的。

这就是修通（working through）：挨过一次可怕的失去的经历，心理治疗的过程所做的是同样的一个过程。从某种意义上来说，你被带入的是一个本应发生在过去的悲痛的过程，和其他人从事情导致的悲痛中平复过来的方式一样，你通过修通那些当时没能解决的问题，从心理治疗中平复过来，变得更健康。

精神动力学心理治疗中还包含一种能够自动加速这一过程的有力手段，它叫作移情（transference）。要是一位治疗师能沉得住气，抑制自己提建议的冲动，在委托人表达感受的时候就那么一直听下去，时间长了，委托人就会对他产生强烈的感情，这些感情往往是他之前经历过的感情的镜像，指向的是那些他生活中重要的人。

这次，他就可以修通这些东西了。作为一个孩子，当时他没办法对时常揍他而又忽视他的妈妈表达愤怒，这样做只会让他挨更多的打。现在，他可以通过把愤怒投射到他的治疗师身上来体验，甚至将其表达出来。这不会出什么大事，而他则从中得到了修通此事的机会。这样，他的视角就更稳定了一些——他不再将这种愤怒转嫁到自己身上，他理解了他的妈妈是怎样的人，也不再去尝试博她的欢心，如此也就放过了自己。

这听起来容易，实则不然。心理治疗是很紧张的，它是一种特效"药"，而且就跟所有药一样，它也有副作用。它所寻求的是唤醒情感以修通情感，而不是和稀泥。它不适合脆弱的人，说实话，个人资源有限且脆弱、敏感的人在心理治疗中感觉很不好，不过好在这样的人在得抑郁障碍的人中并不多见。更严重的问题是，有些人一直以来都在凭借锻炼出的防御机制在生活中努力维持着一种摇摇欲坠的平衡，而如果这些防御机制在治疗中被缺乏经验和训练的心理治疗师以不适当的方式质疑，就可能会对他们造成严重的伤害。这种治疗师确实是存在，我就看见过他们对经历过挫折但仍保有勇气的病人的生活中那种微妙的平衡胡诌一气，于是在他们的"善意"相助过后一地狼藉。避开那些过于热情帮助你的治疗师，听听行内人的建议吧。从我的经验来看，好的心理治疗师是不能量产的，所以学历也不能算是保证。是的，找我的其他同事或是你的医生问问，他们会给你引荐一位好的治疗师。

你在治疗中的角色也同样重要。在我看来，关乎心理治疗成败最重要的一个决定因素就是发泄的程度（the degree of acting out）。这指的是按照你形成于治疗之外的感觉与情感来行事，与之相对的则是形成于治疗中的所言所为的东西。如果你只是拿你的问题来发泄，就什么都不会改变，因为这样的话，就没有让治疗得以入手的情感了，而情感才是心理治疗的动力。

我们假设，你在处理愤怒的情绪上有些问题。有时候，你会迁怒于他人，损害你与他人的关系，有时候还会对自己不利。假设有人把你介绍给了一位心理治疗师。有一次，你在每周的例行治疗的路上碰到了一些司机行车常见的交通不文明行为，你可以选择向他们大嚷、挥拳头。这样，等你赶到治疗室的时候心里会觉得好受点，因为你的愤怒已经在这种宣泄中被释放了。但也因为愤怒都放空了，一点都没带到治疗中来，所以这次治疗不会有进展，只会沦为一堂疏离的理论课。心理治疗要有当下的、真实的感情才行。换个方式，你可以抑制住发怒的冲动，把你的不满代入治疗中来。一位富有经验的心理治疗师费不了多少工夫就可以将你的愤怒从司机那里转移到它们真正的"始作俑者"那里——可能是你的母亲、你的父亲、你的老师、配偶或是别的什么人。如此，就可以着手解决它，等时候差不多了，你就可以把自己从这一桎梏中解脱出来了。

我在我的病人身上发现的最常见的发泄的形式就是过度的体贴。有时候，我在告诉病人要多给自己留出一些时间和空间时就知道，他是不会照做的，从他的眼睛就看得出来。他把他的生活都耗费在了逃离负罪感上，拿他的罪恶感换了一大车的疲惫与漠然、逆来顺受的怨念。心理治疗对他起不了作用，因为他一直在脚不沾地地忙着照顾别人，别的他顾不上。没多久，他就因为抽不出时间而放弃了心理治疗。

如果你就是他这样的人，那么我很遗憾地告诉你，抑郁就是你自己选择的。想想自己是怎么生活的，自己为之负责吧。等你准备好了，再选一次。保留罪恶感，但不要让怨恨把自己耗得精疲力竭，变得抑郁。你的罪恶感对你没有害处。说真的，它才是心理治疗这个磨坊中的麦子——只要你愿意让它产生并把它带到治疗中。

最后一个问题，精神动力学心理治疗需要花多少时间呢？对此我没法给出一个直接的回答，它需要的时间从几个月到几年不等。但是，如果你已经开始进行这种治疗，我有一条经验可以给到你，这是当初我的第一位心理治疗老师教给我的方法——它叫作三节法则（rule of thirds），而我可以用多年的职业生涯来说明，它准得不得了。

这条法则将心理治疗分为三个大致相等的阶段。三节中的第一节是进入治疗的阶段，是在其中识别、克服各种阻碍并建立起充分的信任来为后面的治疗做准备的阶段。第二节是治疗生效的阶段，也是让一些事情真真切切地发生，从而使得长久的转变变得可能的节点。最后一节则是收尾阶段，这一阶段需要相当程度的修通，因为如果一直以来你都妥当地利用了治疗师帮助的方式的话，这个时候你应该已经对他产生一定程度的依赖。你不必回避或者为对你的治疗师产生了某种依赖而感到害怕，这是一个不错的信号。但是在治疗中你需要小心谨慎地去对待，在修通收尾的这一过程中要向前看，不要揪着过去不放。因而，如果你刚刚开始进入心理治疗，发现自己已经有了一些变化，估计大概还需要两段这么长的时间。

还有一件事，我在第三章提到过一次，但是在此我觉得有必要再提一次。请不要被我行文的风格所误导——我喜欢答案，对抑郁障碍也确有一些真切的理解，但是精神动力学心理治疗是一种非结构性的疗法，没有哪种操作手册能告诉你在这个过程中应该做什么，它是一种由你、而非你的治疗师来决定治疗的方向与最终的答案的探索。

认知行为疗法

在厉害的心理治疗师手中，认知行为疗法（cognitive behavioural therapy，即 CBT）的手笔堪称精妙。它只是在请你把事情的本相看清楚，而不要抱有你惯常的、选择性的负面态度而已。

通常来说，相较于探索性的心理治疗达成效果所需的时间，人们在认知行为疗法中都能比较快地做到这一点。但是，这是建立在你为参与这一治疗做了周密准备的基础上的结果。认知行为疗法往往需要你做很多功课，而其成功又依赖于你正确地完成这些功课。如果你觉得，那些患上抑郁障碍的人肯定会在这上面尽心尽力，我得告诉你，并不总是这样的：他们每每都对那些为保持健康而必做的事情视而不见。

其中的原因有若干种。第一，很多时候治疗都开始得太早。在抑郁的低谷之中，你根本无法淡然行事，更别提每日坚持对思想和别样的自我陈述进行复杂的记录。再者说，在我看来，认知行为疗法在让你保持健康这件事上做得比让你健康起来更好，因此它的紧迫性不是那么强。在恢复的早期，我们总是会置身于自己对休息的需求和认知行为疗法功课要求的冲突之中。这就需要你自己去做因人制宜的判断了。

第二，你往往倾向于将自己的优先级排在一切的最后。在过去，你凡事都要力求人人都满意，因而就没有给在心理治疗上的进展留出时间或精力。

第三，你心中有种带自毁倾向的自我（见第三章中关于"过度活跃的超我"和"内化的愤怒"的部分）。这个自我会让你潜移默化地去用消极抵抗治疗师的方式来破坏治疗。作为精神病科医生，我对这种挫败感深有体会，更别说心理治疗师了。但是如果我让这种不满流露出来，我的病人就会觉得这恰恰印证了他认为他永远都只能失败、永远都没人待见的先入之见。所以我尽量不这样做，而是向病人说明真实情况。有意识的行动让你真正有了选择的机会，你可以选择否定你的自毁倾向，逆直觉而动，去做你该做的事。

最后，我还想说一点，那些拦着你为自己和自己的需求着想的东西往往正是那些使抑郁的症状得以存续的思维模式——"嗨，这有什么意义呢，什么用也没有，从来就没戏。我的人生从来就由不得我。"

听我说，忘了你那些一切都会或者不会改变的念想吧。你相不相信、喜不喜欢乃至想不想做心理治疗并不重要，做起来就好（just do it）。过一阵，其中的意义自然就会浮现出来。如果你按治疗师的要求在疗程中做足功课，治疗就很有成功的希望。认知行为疗法的成功是有可靠的记录的。从我的经验来看，在6—20次治疗中达成你所需要的转变的机会还是很大的。如果你每周都参加治疗，你的治疗所需的时间大致是6周至6个月的时间不等。只有当你通过思想上的改变促成了生活上的改变时，认知行为疗法才起作用。你对自己、对这个世界以及未来就是看得再准，如果你继续让18安培的电流通过13安培的保险丝，它还是会熔断的。

认知行为疗法有若干种变式。近年来就出现了一种叫作认知分析心理治疗（cognitive analytical therapy，即CAT）的疗法，它在认知行为疗法的基础上又融入了一些探索性心理治疗的元素。然而这些变式之间的共性比它们之间的区别更多。不管你参加的是哪种认知行为疗法，治疗师一般都会要求你坚持记日记。每当你心里感觉特别难过，就要把当时的情况和你所思所想的事情都记下来。在经过几次治疗之后，一种独特的自我挫败和思想错位的样式往往就会浮现在我们眼前了。之后，你的治疗师就会开始帮你去挑战这些想法以及产生这些想法的更深层的假设。你在做作业的时候不仅要记下你那些负面的想法，还要进一步对此给出一些备选的解释，甚至要根据正确程度或合理程度对每一条打分。在下一次治疗的时候，你的治疗师会带你梳理这些想法、解释。

就以第三章中提到的那个因为跟老板在走廊擦肩而过没被搭理就认为自己要被炒鱿鱼的人为例，他的日记可能就是这么写的：

表 2　心情日记

日期：

事件	想法	心情： 0 为最差、 10 为最佳	解释	百分比（%）
在走廊里和老板擦肩而过的时候，老板没理我	他生我的气了	1	他生我的气了	50
			他在琢磨别的事，没注意我	25
			他在看他的手表，没顾上看我	25

你的治疗师会带着你梳理这些条目，探讨、质疑你

心里的那些预设和令人变得不幸的思维方式（它使你陷入愧疚的囚笼，甚至可能让你的家庭陷于匮乏），帮你去生成另一些可能的解释，以此来让你改变各种结论为真的概率。有时候你的表格还会加上些对诸如支持想法的底层预设（例如"我是没用的"）以及在思考了其他不那么让人难过的可能性之后的心情打分这样的栏目。

在一段时间，你对各种可能的结论进行反思之后，得到安抚的心情会与最开始伴随着负面思维而来的低落感之间的差别越来越大。你开始能驾驭自己的想法了，最后那些底层的预设会有所转变，你的日记上出现的事情和负面想法也越来越少了。这样你就可以用你更客观的思维给人生做选择——你所预想的那种做你想做的事情或是迁就自己所会招致的灾难估计是不会发生的。你开始意识到这一点，同时也发现了随之而来的诸多振奋人心的可能性。要把握住机会，你的这些转变可能会让有些人不高兴，不过他们也不是你真正的朋友。不管怎么说，适应这新的一切是他们的责任，犯不上由你去替他们张罗。这不叫找事，而是常识。你为你自己活得多一点，为别人活得就会少一点。那些已经把你的好心好意视为理所当然的人确实需要一段时间去适应，而且无论你做得多好都会有对你不满意的人。对他们的不快可以报以同情和理解，但要坚持你的立场。

你还应该不时地想一想，看看自己有没有滑落到之前的老路上——这可以通过你所用的语言来考察。如果你反复地使用下表左栏的这些词，就需要注意调整思维了。如果你使用右边栏中的词更多，我想你是能健康、快乐下去的。

表 3　情绪关键字评测表

病发时的话	健康时的话
必须	想
必须	选择
失败	学习
100%	平衡
不能	能
怨恨	责任
如果什么	机会

正念

我在第三章中对正念治疗的理念基础进行了一些概述。有的人很难接受一板一眼的、以逻辑为基础的认知行为心理治疗。正念，或者说以正念为基础的认知行为心理治疗（Mindfulness-Based Cognitive Therapy，即 MBCT）是认知行为心理治疗的一个分支，其中借鉴了一些更适合这一疗法的东方哲学和宗教的概念。原则就是让人去学着活在当下，不执着于过去或未来，用心去体验各种感觉而不是与种种感觉、情感、症状、境遇以及经历进行较量。因而，如果你遇到了什么让你闹心的事，你的治疗师会教你去关注当下正在发生的事情是什么，观察你种种症状的起落与过程。不要试着让它们消失，只要你不再跟它们较劲，它们自己就会消散掉。你的不安或恐惧不是问题，问题在于你对恐惧的畏惧。退后一步看看，它自己就会消散的。

近年来，支持以正念为基础的认知行为心理治疗的有力证据越来越丰富了。

思维方式

那么，在抛弃了之前看待一切的方式之后，你应该怎么思考呢？要想在一本小书短短的一个章节的篇幅之中回答这一根本问题很不容易，各种不同的切入角度不胜枚举。不过，史上首位认知行为心理治疗师已经为我们提供了一些相当不错的答案，你不妨看看他当时是怎么看待一切的。

爱比克泰德（Epictetus）是一个住在土耳其境内的奴隶，当时的土耳其还在罗马的控制之下。平时他都是被一根脚镣锁在一根柱子旁。有一次，他的主人怕他逃跑，就想把链子拴得更紧。爱比克泰德就跟他争辩，说他本就没有可能逃跑，拴紧链子只会弄伤他的腿。他的主人不愿意听一个奴隶的话，还是拴紧了链子，最后果不其然地伤到了爱比克泰德的那条腿。但爱比克泰德没有表现出任何的愁苦或者抱怨。他的主人觉得奇怪，就问他这个奴隶为什么反应如此淡定。爱比克泰德回复说此时抱怨、忧愁或再行争辩都已于事无补，他的腿已经受伤了，什么都不能逆转这一事实。爱比克泰德在这次乃至之后以更多的理性思考面对挫折的事例深深地触动了他的罗马主人，最终他把爱比克泰德释放，让他成了一个自由人，还给了他足够的金钱让他得以作为一名哲学家生活下去。后来，他当哲学家也当出了名堂，对很多大思想家的作品都产生了影响。

爱比克泰德看待一切的方式经受住了时间的考验，而且在我看来，这样方式还可以作为一种健康的人生态度的基石。爱比克泰德指出，对我们造成最大伤害的并不是身边的人或事，而是我们看待它们和对它们做出反应的方式。我们所能选择的并不是我们的境遇——我们在世间身处的境遇往往不是我们所能掌控的，但是我们可以决定如何对其做出反应。凭着我们的这种选择，我们可以在逆境中平心静气，在风光的时候不忘忧虑。无论什么时候，明白对你来说什么可控、什么不可控就是尽可能保持高效同时又不至于为你无力影响的事情而操心过度的关键（详见第三章"认知失调"）。不能要求世界按你想要的方式来回应你或是总认为你会心想事成，这会让你有挫败和幻灭感。世界和他人运转、行事的准则和需求可能是与你不同的。

接受这一点，尽力去适应吧。

你没什么可输的，世界也不属于我们谁的。我们的一切都是从这个世间借的，包括我们的生命。你并没有失去它，它只被还回了当初的地方而已。照看好你现在拥有的东西，不是作为所有者，而是像对你在宾馆里租的房间一样，成为它的守护者。

习惯使然，我们的反应有一些特定的、既成的方式。我们的行动就取决于这些方式，它们越用越根深蒂固，同时也可以通过练习另一种行动的方式来改变。我们做一件事的次数越多、过程中经历的情景越丰富多样，它就越可能变成一种习惯。所以，多做一些你希望能成为你的习惯的事情，对你希望远离的事情要少做，用别的事情来替代它。换句话说，你怎么行事，就会变成什么样的人（见第三章）。

这些想法全部都来自两千年以前。如今，它们仍然有效。

认知行为心理治疗就是一种不偏不倚地看待世界的哲学。你肯定有你自己喜欢的哲学和各种名言警句，不管它们是从《圣经》里摘的还是你在玉米片包装盒背面看到的，把它们同你的日常生活结合起来。

我个人喜欢马克斯·埃尔曼（Max Ehrmann）、理查德·巴赫（Richard Bach）、哈利勒·纪伯伦（Kahlil Gibran）、尼尔·唐纳德·沃尔什（Neale Donald Walsch）和埃克哈特·托利（Eckhart Tolle）的作品以及各种播报的宗教训导。在此我不指望能够很好地简述他们的著作，你最好还是自己去阅读：

⊙ 马克斯·埃尔曼作品：

《所求》（*Desiderata*）和《不管你还做了什么》（*Whatever Else You Do*）。

⊙ 理查德·巴赫作品：

《心念的奇迹》（*Illusions*）、《一》（*One*）和《海鸥乔纳森》（*Jonathan Livingstone Seagull*）。

⊙ 哈利勒·纪伯伦作品：

《先知》（*The Prophet*）。

⊙　埃克哈特·托利作品：

《当下的力量》（*The Power of Now*）。

⊙　尼尔·唐纳德·沃尔什作品（关于信仰的
　　作品）：

《与神对话，1–3 卷》（*Conversations with God-Books 1–3*）。

好了，就是这些。接下来我再从中引用几句来吊你的胃口：

这里有个检验你在人世间的使命是否业已完成的测试：如果你还活着的话，它就还没有完成。生命是一种持续的、到死方休的学习过程。

——《心念的奇迹》

……在人生喧嚣的困惑之中，要保持你灵魂的平静。纵然有林林总总的虚假、乏味和破碎的梦，这依然是一个美丽的世界。高兴点，通过努力开心起来。

——《所求》

第九章
应对抑郁问题的技巧

　　患上压力导致的抑郁障碍的人往往会将自己逼得太紧。他们把自己的人生太多地耗费在了过度的努力上。困难铺天盖地汹涌而来的时候，他们会尝试着一下子就把它们都解决。现在，这种图景对你来说应该很熟悉了——受挫之后更是一往无前。而正因为唤起水平太高，睡眠就会出现问题，等你患上抑郁障碍之后，还会开始出现在凌晨时就从睡眠中醒来的情况。于是，你会勉强自己去克服这种越积越多的疲惫。这样，保险丝熔断的条件就都准备好了。

　　对此，就像我在前文中所说的，其解决之法有一部分就在于改变行事的方式，好让自己少点负担，多留出一些时间和空间给自己。另一部分则在于，你得学会一些能让你在各种情况下以低唤起水平行动的方式，这会帮你减少焦虑，并让你更容易入睡。此外还有别的一些能让你睡得更好的方法，它们可以帮你在事前预防抑郁障碍。不过，一旦你已经患上了（抑郁障碍），它们就不管用了。

从另一个角度来看，学会这些方法还能让你不至于对安眠药产生依赖。偶尔服用这些药没什么问题，但是和所有的成瘾性药物一样，长时间、经常、规律地服用这些药物会使情况变得更糟。

顺带提一句，要是你读过我之前写的《贪杯问题》（*Problem Drinking*，前书名为《一杯一命》*Dying for a Drink*），你就不必读这一章了。无论让你苦恼的具体是什么东西，压力管理的原理都是相同的。

放松

学会并且精通一种放松训练是最好的对抗压力的方式。这方面的主题门类有很多，找到适合你的才是最重要的。市面上有几种在出售的放松训练的视频，对很多人来说，最容易入门的方式就是跟着做。有一些人则会参加团课，学习一些瑜伽技巧。还有一部分人觉得按照一套既定的规程来训练的方式与他们自身的运动想象（mental imagery）更合拍，因而更适合他们。接下来我要介绍的只是以上这些技巧中的一个例子，但我的很多患者都觉得它很管用。

无论你选择哪种放松的方式，大量的练习才是关键。尽管有一小部分人一上来很快就能进入状态，但是对大多数人来说，放松训练在一开始起不到什么作用，有些人甚至感觉比之前更糟。

这时候就需要坚持，因为等你真的掌握了这一技巧之后它就会给你的生活带来改变，让你得以处理你先前完全应付不了的情况。把放松训练放到优先级，每天雷打不动地至少练习半个小时的人最能从中受益。

回头想来，我坚持每天进行放松训练已经大概有三年的时间了，我做这个不是因为我感觉特别焦虑，而是因为我在那时和现在一样都觉得人人都能从中受益。在我体会到这种训练的效用之前，坚持了大概一个月的每日练习。在至少练习了三个月之后，我才达到了通过使用它让自己在考试前放松、解压的程度，因为你在面临很大压力、最需要放松的时候，其实也很难让自己有效地去做放松训练。三年后，我就不再需要去做这种训练了——因为这时我已经可以在必要时像开灯和关灯一样控制我的放松状态。而这种能力相对于为之付出的时间和努力来说完全是值得的。

放松训练

本项练习共需 15—20 分钟。

1. 首先，我一块适合放松的地方。一张床或者一把坐上去很舒服的椅子是最理想的，但别的什么地方也可以，最好是个安静、私密的地方。如果你只能坐在办公室或者满是孩子的家里，也可以进行练习。

2. 试着尽量去放空你的头脑和心绪。

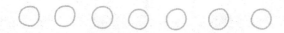

3. 进行三次非常慢的深呼吸（一次吸气和呼气的时间为 10—15 秒）。

4. 在脑海中想象一个静止的图像，比如说数字"1"。不要选诸如一枚戒指或者是某个人之类的对你的情感有重大影响的数字或事物。让你的精神沉浸在这个图像上面，用你心灵的眼睛去看它，看它的颜色，试着去立体地看它，嘴里自己反复地轻声叨念，重复很多次，直到它充斥你的心灵为止。

5. 慢慢地，改为想象你自己处于一个静谧而令人心旷神怡的地方或者场景。它可能是一个你喜欢的地方，抑或你过去经历过的一个让你开心的场景。待在那里，注意你的各个感官、各种感受。去看、去感觉、去听、去回味那里的空气。在这种状态下保持一段时间。

6. 慢慢地，把意识放到你的身体上。留意你身体上的各种紧张感，每次调动一组肌肉，绷紧而后再放松，每组肌肉如此反复两三次，包括你的手指、手掌、手臂、肩膀、脖子、面部、胸部、小腹、臀部、大腿、小腿、脚掌和脚趾。留意放松时的感受，等你做完这些动作后，在这个放松的状态里再沉浸一会儿。

7. 缓缓地起身，接着该干什么就去干什么。

我想强调一下，在做第五步时，你要做的不仅仅是进行视觉想象，而且还要营造一种多重感官经验（multisensory experience）。我举个例子来说会更容易理解。比如说你正在想象自己身处一处美丽的加勒比海滩上。这很好，但仅仅这样做还不够。海风是从哪边吹来的呢？它是持续的还是时断时续的？太阳被一团云朵遮住的时候是什么感觉？是不是这样就更凉快一些了？阳光炙烤下的沙粒散发着什么样的味道？

你的防晒霜是什么味道？你的饮料喝起来怎么样？多远之外才是草坪？那些是短粗又敦实的棕榈树还是高高的椰子树？如果是椰子树，那些椰子是棕色的还是青色的？

你的各种感官都需要沉浸在其中，这需要很多练习，在这个过程中不要急于求成，坚持练习，会有作用的。

解决问题

问题的麻烦之处在于它们并不会一起出现，而是像公交车一样，一波一波地开过来。其中之一发作的时候，你会发现各种问题带来的压力压得你都不知道该怎么应对，情况一团糟。你对失去控制不能容忍，所以你试着去一次性地解决一切，最后只是让自己忙得团团转，变得更沮丧、更疲惫。你气急败坏，对你的配偶发脾气，于是你又失去了她（他）的支持和理解。而这之后你又会有下一个需要处理的问题，因为你想一次解决的东西太多。

解决问题的原则很简单：把一组问题或者一个大问题分解。举个例子，假设你现在正处于财务危机之中，这个问题太大了，不好整个儿解决，所以我们可以把它分解成一些更小的部分：

- ⊙ 我的花费超过了我在银行的透支额度。
- ⊙ 债主们在催我还债。
- ⊙ 我入不敷出。
- ⊙ 欠我钱的人不肯还我钱。
- ⊙ 抵押贷款利率升高了。
- ⊙ 我的车快报废了。
- ⊙ 圣诞节马上就要到了。

这样，你面对的就是一组小一些而且更有操作性的问题了。这个时候，你应该挨个儿了解一番，然后"头脑风暴"一下，想想有哪些能做的事。也就是说，把你所有的心思都放在做事上，显然行得通的和一看就不靠谱的都算。比如说，针对银行额度透支这个问题来说，这套清单就可能是：

1. 问问银行的经理能不能增加我的透支额度。

2. 向债主们解释，眼下这主要只是现金流问题，这只是暂时的，我已经在处理了。

3. 借贷一笔短期贷款。

4. 向亲朋好友借钱。

5. 减少花销。

6. 先不管它。

7. 多加点班。

8. 搬家。

9. 跳槽。

接下来，仔细思考一下各个选项，将那些行不通的选项排除。可以的话，跟别人商量一下。

用这套流程来评估一下你原先列出来的那些想法。其中有些处理方案会再次出现，把它们收集到一起，列为优先事项，一项一项地去做，完成一项就划掉一个。这个"挨个儿挑勾"的过程是很让人有满足感的，而且它可以让你感觉到你在尽力改善你的状况。

当然，按照这个流程框架行事并不会使问题消失，但是它确实给了你一种对事情的控制感。压力往往就是在你感觉你对自己的生活失去控制的时候产生的，要拿回对生活的控制权只靠努力拼搏不够，你还得按策略行事，要有章法、有耐心，不要想着一蹴而就。

时间管理

有时候我也没有什么事，但我开车时候总是喜欢飙高速。别人说我对自己的勉强没有必要，我应该上一个时间管理项目的课程，好好学习一下，我抗辩道："不是我不会管理我的时间，是我的时间就不够做这么多事情。"不过，当时有位好心人没有理会我的这些抗辩，还是为我制订了一个时间计划，其中包括对我一天中的各个时间段进行组织，把可以在一起做的事情安排到一块，集中安排好处理文书工作的时间，并在一周之中留下空余的时间以应急或应对不可预见的情况。最后的结果是，我完成的工作更多了，而感受到的压力却减少了。对此，我只对一点感到不

表 4　一周作息表

	周一	周二	周三	周四	周五	周六	周日
9点	行政会议	为危机和问题准备的时间	个人工作	文件归档	发送报告	出门购物	休息
10点				用电脑工作	出行		
11点				准备报告	会见客户		
中午				午餐			
1点							
2点	个人工作	出行 开会	作报告 休息 出行	开报告会	出行 个人工作	休息	休息
3点				行政			
4点					准备下周的时间计划		
5点							
晚上	休息	准备报告	晚间会议	外出	休息	去剧院	

满意——这证明了我之前是错的。

如果你觉得自己手忙脚乱、身上的压力已经大得你不堪重负，那么我强烈建议你制订一个每周的时间计划，在其中预留出应对不可预见事件和休息的时间。这即使是对像带孩子这样的最不规律的生活方式来说都很有效果。

停止胡思乱想

压力很大的时候，你往往会发现你的头脑被一个想法占据，甩也甩不掉。想要把它清除出去，它还会反复地出现，而一直琢磨它又会让你更加紧张和焦虑。下面提到的这个技巧可以帮助你清空你的头脑，让你把心思放在你正在做的事或是需要思考的别的事情上。同样的，这也需要练习。

试着当你一个人的时候，突然大叫一声。记住这种突然的感受，等你感觉自己又陷入对一些想法进行反复揣摩的状态时，就唤起这种记忆，让它震你一下。

严厉地对自己说："停下！"这倒不一定得很大

声地叫出来，可以只是想象你自己严厉且大声地叫了一声。

然后，用另一个跟当时的情况有关的、更实际、贴合的想法来代替它，抑或走开去做些需要专注的事情。

入睡诀窍

抑郁障碍会让你睡不好，一般来说只要你康复了，你的睡眠节律就会恢复正常，但有时候由于压力引发的睡眠问题来得要比抑郁障碍本身更早。以下是几招不用吃安眠药的入睡诀窍。

1.瞌瞌睡睡

你对睡眠的需求是按全天 24 小时的合计数来计算的。如果你白天睡了几个小时，你在当天晚上的总睡眠时间就可能会减少两个小时。我们所谓的睡不着通常都是指前半宿，因而你会觉得你该睡觉的时候却睡不着觉。其实，你日常的晚上 11 点是被延迟到了凌晨 1 点。如果你睡不着就生气，你可能还得更晚一些再睡觉。

2. 短期睡眠缺乏的影响

假设明天你要开一个很重要的会，你需要在会上做一场很有难度的报告，于是你对自己这么说："为了进入最佳状态，晚上我必须得好好睡觉。我知道那个怎么怎么着的同事会给我出难题，我可必须得精神点。"

于是你不等到日常的就寝时间，在晚上的9点半就上床准备睡觉了。其中的问题在于，你体内的生物钟设定的睡觉时间其实是晚上11点左右。你躺在床上，凝神聚气，用心入睡。10分钟之后，你还是没睡着。你加倍努力，使劲合下眼皮，下巴凸出，脖子上青筋暴起，想睡着的努力让你的脸扭曲成一副紧绷而又专心致志的样子。这种架势拿来跟一头灰熊拼命倒还差不多，但它对入睡没什么帮助。

房里的钟走到了晚上11点，你又急了，对自己说："哦，不！我比平时早睡不了多少时间，我必须现在就得睡着。"但你现在紧张又有精神，午夜过后，你开始真的担心起来了。

"我明天肯定要困傻了，到时候我的报告肯定会搞砸了。"你在床上辗转反侧，一直到凌晨时分最终才因为这么来回折腾所带来的疲惫盖过了你的唤醒状态，带着烦躁的情绪睡着了。早上，你睡过了头，你着急忙慌、满头大汗地紧赶慢赶，还是迟到了。

你最害怕的事情就这么发生了：同事对你的遭遇一副幸灾乐祸的样子。

要是你早先就意识到"一晚没睡好不算什么大事"这个简单的事实该有多好。搞砸你报告的并不是你缺了的这一晚上的睡眠，而是你一整晚都在发愁自己睡不着觉这个事实本身。发愁和焦虑是非常累人的。你体内的肾上腺素分泌、循环了一整夜，因而等到开会了，你真的要用它的时候它却用光了，所以你在会上觉得筋疲力尽。

有很多研究结果都印证了这一点。在实验中，受试者被要求一晚上不睡觉，之后测试他们在一系列头脑和手工技艺任务方面的表现。在大多数测验中，他们的表现和睡了一整晚好觉的对照组差别并不大，但这是因为这些测验的结果并不会让他们焦虑，所以他们并没有因为自己没有（为接下来的测验）睡好觉而焦虑。当然，要是你长时间睡眠不足，肯定是会受到影响的。我记得，我做实习医生时，有一个周末加班，特别忙，忙得我从周五早上到周一早上都没沾到床。那个周末的前一段时间我还撑得住，但是周日晚上我就觉得很难熬了，后来有人告诉我说周一下午我到病区的时候看起来傻呆呆的，不知道自己在哪里、是来干什么的。幸好现在有了新的医生工作条例，这种情况出现得不多，不过那真是一次让人后怕的、连续睡眠缺失的经历。

假设你很不幸地也在做这样的工作，对你来说最好的建议就是为自己设定一个固定上床睡觉的时间并严格地遵守。如果有哪一个晚上你没时间睡觉，也别想太多，做一套放松训练作为替代吧。有效的放松可以带来很多睡眠所能带来的恢复性的助益，它还能让你无论晚上睡没睡好都在第二天保持精力。

咖啡和茶

多数英国人都会喝很多的茶或者咖啡。这两样都含有咖啡因，一种在效果上类似安非他命（amphetamine）但效果要弱得多的兴奋剂。说到这里，我回忆起了为准备医学院的期末考试而开夜车复习备考的经历。我那时候有一台过滤式咖啡机——用一个加热板保温，上面放着一个玻璃壶。我通宵熬夜复习时，一宿能喝好几壶咖啡。但我当时没有意识到的是，咖啡壶在放着保温的时候，其中的水分会因为保温板的加热而蒸腾流失，所以当时我喝的那些都是"加了劲儿"的浓咖啡。夜里两点左右的时候，我觉得不对劲了——当时的症状包括焦躁不安、身体有轻微的颤抖、心悸以及精神无法集中，后来我上床的时候更发现自己无法入睡。现在想来，我当时应该是出现了咖啡因中毒的症状。

很多时候在晚餐后来一杯浓咖啡是一种习惯，有不少人一晚上就会喝上好几杯咖啡，这足以扰乱睡眠。如果你睡眠有困难，明智的做法还是在晚上 6 点之后就不要再喝咖啡。此外，你还得留神一些软饮料，现在很多软饮料都含有相当剂量的咖啡因。说句题外话，我觉得很多人已经对咖啡上瘾。找一天试试完全不喝咖啡，你可能会觉得疲劳、慵懒，脑子也没有平时清楚。这就是咖啡因的戒断反应，而成功戒掉了咖啡或者茶，抑或用无咖啡因的饮品取而代之的人经常说他们这么做之后感觉好多了。

来一杯热气腾腾的奶香饮品

好立克（Horlicks）以及其他的同类饮料生产商一直以来都在拿他们的饮品的助眠功用自卖自夸。大多数人对此有些怀疑，但是实际上这种说法是以可靠的科学事实为基础的。这些饮料所带来的大部分助益用一杯热牛奶就能实现，只不过好立克更好喝而已。

牛奶富含蛋白质、碳水化合物和脂肪，它们会促进肠胃的血液供给。另外，你还会发现被焐热的器官的血液供给的增加。如果你把一只手放到热水里，它会显现出一些粉红色。喝热牛奶对肠胃所起的作用也是如此。

虽说大脑的血液供应得到了很好的保障，但是肠胃器官血液供给的增加确实会导致大脑血液供给的轻微下降。这也是你在睡觉之前喝牛奶可以给你带来困意，帮你入睡的一部分原因。和酒精使你容易睡着的效果不同，这种效果能维持很长的时间，试试看吧。

体育锻炼

人体以睡眠作为一种在一天的操劳之后让身体（以及精神）恢复的方式。如果在白天没有任何的操劳，睡眠就会被身体认为是不必要的。要想睡得心安理得，明智的做法就是每天都拿出一些时间来运动。像上车、下车和端起杯子喝水这种程度的不算。当然，日常坚持运动（根据你的身体水平选择合适的运动强度与容量）总归是对你的健康有好处的，而且现在有越来越多的证据证明运动对于改善心情和减轻压力有助益。

当然，这些道理只在你心理健康（即便是带着压力的健康）的时候才适用。运动对于抑郁障碍有预防作用，但是如果你已经身处抑郁障碍的深海之中[1]，哪怕仅仅是（在压力下多出一条）很小的裂缝都（可能）会加重病情，延误康复。所以，如果你的抑郁障碍正在发作，就先别急着运动了，等康复后再说，在那之后你可以想怎么运动就怎么运动。

房间的供暖和通风

开着屋子里的加热器同时又打开窗户似乎有点浪费，但是这对睡眠很有帮助。太热或者太冷都会使睡眠受到抑制，空气不流通也会造成同样的效果。两个人在一间门窗紧闭的卧室中入睡之后二氧化碳的浓度会高得你都想不到。这种不新鲜的空气往往会延缓人入睡的过程，还会使睡眠的模式（Terminology）受到干扰。

---

[1]　设想你的精神世界就像一艘深海的潜艇。——译者注

每日三餐

按时吃饭可以帮助你形成体内的生物钟所能适应的作息规律。大家都知道，如果你的工作没有严格的作息时间或者你在看孩子，这种指望不太现实，但是你用餐的时间越是接近常规的用餐时间，你的睡眠就越好。规律地用餐对你生活的其他方面的影响也是相同的。飘忽不定、没有任何时间观念的生活方式无法帮助身体形成足以支持"睡眠—苏醒"规律循环的节奏。尽可能地保持每晚（或者至少是其中的多数）在大致同样的时间入睡并在就寝时既不让自己太饿也不吃得太多对睡眠是很重要的。

读书、看电视等活动

很不幸，电视台往往会在深夜播出恐怖片和警匪片，这大概是因为这些影片比较适合被拿来填充人们都去睡觉时的档期。收看这种节目会对你的睡眠造成严重的影响，这与影片的品质无关——它们比较刺激

人，其中充斥着打打杀杀的内容以及让你在以为男主 /
女主没有危险的时候被惊得一下蹦起来的各种套路安
排。我还发现了一个讨厌的东西，就是那些午夜时分
电视的播报员（以及天气预报员）都在用拿你当两岁
小孩的方式跟你说话，我觉得这种连珠炮的尖声细语
听起来特别恼人。如果你也有这种感觉的话，我建议
你在看各档电视节目时调低音量。

大脑不是为了从一个唤起水平很高的状态快速切
换到睡眠状态而设计的，所以任何特别刺激、恼人或
者闹心的东西都有可能会延迟你入眠的时间。对读书
来说，道理也一样。我建议你在这段尝试解决睡眠问
题的时间中不要在睡前去读惊悚类的书，而是去找些
内容平和的，比如一本杂志。这两年，我睡前读的是
普鲁斯特的《追忆似水年华》（我外语学得不好，所
以读的是英文版），每次阅读的量是半页。这是一部
很可爱的书，文笔优美而又不乏软幽默的笔触。

在这里我还想提一点有关把工作带回家做这件事
的忠告。一位失眠患者曾跟我保证说他每天晚上都在
8 点半吃晚餐，之后在床上看几个小时的书直到晚上

11 点睡觉，但是他还是睡不着。在细问了具体情况之后，我才发现原来他在床上读的是研究怎么让自己的股票增值的投资类期刊。他还承认他读得"很兴奋"。做过研究的人都知道读这些东西需要高度的专注和投入，如果睡前读它们，那么你的大脑至少需要放松几个小时或者去做一些没有用的事情才能为入睡做好准备。

亲密关系

接下来要谈的这个话题有时候是一个造成夫妻双方不和的主要原因。亲密之后，多数女性会变得更清醒，而多数男性则往往会昏昏欲睡。这是性爱对两性神经系统的影响不同所导致的，同时这也造就了许多或专业或业余的喜剧演员口中的一种"梗（即笑料）"。对受失眠困扰的男性来说（有时候对女性也是），应该注意这个情况。不过，在相应的交流方式上我建议还是要讲究说话的艺术，像是"要不就这样吧？我可都困了"这种话术肯定不合适。

思想的储存库

你今天特别忙，没时间去想事情，我可了解这种感觉了。你很晚才回家，吃了晚饭，之后跟家人聊了几句就上床睡觉。这下你终于有了回顾你的一天并且想想明天需要什么的时间和空间。突然，你想起来有点要紧事，怕早上起来的时候自己就忘了，于是就在脑海里琢磨这事，越想越揪心，因为它又连带着挑起了好多其他的事情。这下，你心里就有了好几件事，你试着去把它们分门别类地录入你的大脑，好让你记得明天都有哪些必须得做的事情。然后，你开始试着入睡，这时候你却睡不着了。

这没什么可奇怪的，你已经把你的大脑设置成了解决问题的模式，它还怎么睡得着呢？其中的麻烦就在于你就算把这些想法从脑海里赶出去它们也还是会再冒出来的。无论你怎么努力，也无法让你的大脑很快入睡。

大脑就是这样的，事情没得到解决或者至少是安排停当留待以后处理的话它就放心不下，那就把它安排好留待之后处理吧。

你可以在床头放一个便签本，每当你脑海里冒出来一个想法或者问题就把它记下来，也把计划执行或解决每个问题的时间写上。比如说，早上 7 点半到 8 点，处理的问题有：（1）确定会议日程；（2）定下度假安排；（3）给银行经理打电话谈谈账户透支的事情。

把你的想法写在纸上，就是把它们从你脑子里搬出来。但是，除非你为它们选定了解决的时间，借此来让自己安心，否则你还是会去琢磨这些事情。所以，等到早上 7 点半的时候你就必须开始处理你的问题清单上的事项，尽管理性地想想这些事情可能本就没有那么重要。

宽恕之心

正如我前面讲过的，很多人都会用上床休息的时间来回顾刚刚过去的白天。这时你往往会聚焦于一天中那些让你生气的片段，你会想起别人对你不礼貌或是在某些事情上风头盖过了你的片段。

"要是我当时反应再快点该多好。"你想着，"我本可以回一句很厉害的话，那样肯定一下子就把他给镇住了。"于是，你就在心里琢磨着明天自己该用什么惊天动地的回敬来反击对方。所有这些都会让你又生气又亢奋，你当然也就睡不着了。这纯粹属于浪费时间。等到了第二天早晨，所有的这些心思都会显得渺小、琐碎得不值一提，因为专门为了宣泄你的"肝火"去找人家吵架显然是愚蠢之举。事实上，之前你脑海中的问题和感觉都被夜晚的黑暗与孤寂放大，到第二天它们就都恢复了它们真正的大小。

所以说，要睡个好觉的原则就是在睡觉时原谅所有人。这需要一些练习，但却是可以做到的。

反向劝导

这一点建立在一个心理学原理上——很多人在潜意识上都是倾向于抗拒无论是谁发出的指示或者命令。他们不是刻意为之，而是因为人心本就如此。有时候，治疗师会通过给出和他想推进的方向相反的指导来促使病人改变自己根深蒂固的行为模式，这就是为了克服这种抵抗心理。

我自己就有过这种经历。考前复习的时候，我总是想起学习就犯困，越是急着跟自己说这是我必须做的，就越想睡觉。这挺奇怪的，因为我连上午的时候都是这样。等考试一结束，我在上午就再也不犯困，而且想睡都睡不着了，那是我的大脑在无意识中抵制我让它学习的命令。

你可以利用这一现象来帮你。找一件你最不喜欢做的事情（对我来说就是熨衣服），把做这事的时间安排在你日常上床睡觉时间之前的半小时。你对自己做这件事的预期可能会使你到时候就会感觉自己昏昏欲睡。如果没有，那就测测你需要多久才能给你在床上无所事事、颠来倒去的这段时间找个事情做，这项艰难工作的成果往往会让你更加放松，有助于之后顺利入睡。

第十章
抑郁障碍是个社会问题

我们应该为自己感到羞耻。

我不是指那些患有抑郁障碍的患者，而是指我们这些没有患病的人。纵观西方世界的历史，我们长久以来都在对这个社会中最好的公民患上这种可怕疾病的事情袖手旁观，还将我们的责备、轻蔑和骄矜施行在他们身上。这是一件很糟糕的事情。

我们要想保护自己最好的儿女，让他们能引领我们跳出日益平庸化的现状，就必须意识到：患上抑郁障碍的人需要得到尊重和扶持，他们是我们之中的实干家和改革家，如果我们意识不到这一点，一切就都无法继续。

为此，我们对抑郁障碍的态度和我们社会中各个机构的运作方式都必须经历一个巨大的转变。眼下，我们为了变化而崇拜变化，而人的创造力则因为我们对追责和纠错的爱好而被放弃。

员工

大多数员工都会越干越好，在这方面，美国人走在了我们前面。20 年前，我诊治过很多因为雇主加重负荷而生病的、来自美国跨国公司的员工。但这种情况现在已经没有了，因为这些公司的领导人大部分都明白，患上压力相关疾病（包括抑郁障碍）概率最高的正是公司最好的那些员工，所以他们学会了怎么去呵护员工，甚至有时候会强行让过度工作的员工休息。一位勤奋的员工如果生病，公司基本上不会催促他尽快返回岗位，而当他返岗后也会得到关照和支持。这样，雇主在一开始就为搞清员工为什么生病和该职位所必要的调整承担了一些责任。

他们的返岗流程安排会以大概每周三个半天的

工作负荷开始，在六周到三个月内逐渐恢复员工完整的工作时间，这个阶段取决于定期检查中员工的恢复程度。

这样，雇主就稳住了最勤勉的员工，通过一系列的试错过程摸清了员工队伍可持续的最高产出情况，耗费在人员流动上的时间、金钱以及招聘新员工的麻烦都被最小化。

所以，各位雇主，请保护好你最好的员工吧，不要把他们一直以来的忍辱负重当成是理所应当，把注意力集中在机构的最薄弱环节，让员工自己顾好自己。因为他们无法做到这一点，反而会为公司撑到最后一刻，除非是被疾病所迫。

最重要的是，我们不能只是要求他们少加班，而是要让他们意识到自己的价值。我这句话指的不是"在人身上投资"或者其他的什么像是"我们的职工队伍是我们最重要的资产，我们重视你们的价值，你们是最棒的"这类莫名其妙的空话。因为谁都知道这只是随口一说。每个机构都会有些差劲得不行的人，不可能人人勤奋。真正的关心是你要为公司里的实干派和实在人着想，真正地给他们时间和关怀，尤其是当他们遇到难处的时候。

这其实是一笔冰冷、坚硬的经济账，就看你有没有拿员工当人看。

亲朋好友

一个令人沮丧的事实就是，在你处于低谷的时候，对你态度最糟糕的往往是你最亲近的人。因为他们已经对你产生了依赖，你的能力和他们对你的依靠都早就被当成是理所当然的了。他们谁都不会为你为他们的付出而感谢你，因为一直以来你就是这么过来的。人们的感受通常倾向于从自己出发并为自己开脱责任。很少有比欠你人情的人对你更怨念，也很少有人比该负责的人更会折磨自己。

因而，当你的朋友或者配偶在心里真的意识到是因为他们对你过度的索取和过少的支持而导致你患上抑郁障碍时，他们往往会选择否认或是尽量对你的病情轻描淡写，同时埋怨你让他们失望。当然，也许我这种说法有点夸张，但我们中的大多数人都会认为接受改变、接受我们再也不能像以前那样依靠自己所依靠的人这一事实是困难的。面临这样的局面，我们的反应往往是——气得捶胸顿足。

但是想想看，如果你身边的人患上抑郁障碍，他仍旧如之前那样可靠、关心，你所需要做的只是把天平往他那边倾斜一点点，保护好你的"资产"——你已经得到了和一位世界上数得着的好人在一起的特许权，那是不是也要回馈一些。我当然不是要你去赚钱，带他／她去异国旅行或是给他／她买个闪闪发光的礼物。我想说的是，和你的朋友或配偶坐下来谈谈，看看怎么能让他／她在减轻工作强度的同时更感受到自己的价值。

我的这几句话是送给近期才刚刚从抑郁障碍中康复的患者们的：不要把时间浪费在责怪你的朋友或配偶没有照顾好你的需要，或是对你的付出没有足够的感恩，而要为你自己的生活、健康和快乐负起责任。你所做的那些事并不是什么人在强迫你，身边的人在搭你的"顺风车"是因为你允许他们这么做。那么这次你就换一个选择，给自己一些时间和空间。别指望他们会欢迎你这种做法，他们需要时间去适应，但他们总能适应，而且你还会发现他们为你付出的也比以前更多了。放下"他会一直供养"的角色所带来的负罪感以及失去的自尊都是暂时的，而你更平稳的生活状态及其带来的回报则是长久的。

也有一些人在对方患病和康复期间一直尽力提供支持，这些都是善良的人，要知道陪着最亲最近的人挺过抑郁障碍是很难受的。所以等你痊愈之后，别忘了跟人家表示一下——这是你们共同经历的一段至暗时刻，虽然它并不是你们之中任何一位的错。

第十一章
这一切是为了什么？

我认为充分享受生活的秘诀之一就在于知道让你生气的东西是什么，把它讲出来，做你所能做的，在生活中尽量避开产生这种东西的人和机构。如果你不喜欢你所在的地方，那你就挪个地方。我知道，我这话听起来有点像是废话，言之凿凿地谈选择，却没具体讲述如何辨识、如何去做出选择并在之后接受其后果才可以让你掌控你的生活。如果你可以从你真的想要的东西出发，在发现自己想错了的时候对自己宽容一些，你就能一直保持健康，获得生活的满足感。

我并不喜欢我当初在 NHS 工作时的机构体制，也试过做一些局部的改变，但当我后来发现那些政客已经把手伸了过来，我的血压就开始升高，于是我就走了。我做过不少法务工作，但是接触的体制中的种种自欺欺人和卑鄙的东西让我无法忍受，因而就又转做其他工作。现在我和媒体的合作还保持着，所以可以借由他们来帮我传播我的想法，但如果这让我在我的朋友们眼中变成了一个整日义愤填膺的家伙，就不会继续了。

大多数人在大多数时候都是相当善良的。如果你对此没有同感，那你就是被世上这些索取者从你生活中索取得太多。只要你允许，这些人就会这样做，因为他们对能从谁那索取、能索取多少这件事有非常敏锐的判断力。像你这样付出的人和实实在在干活的人身上往往碰巧就有这些特征。我建议你想办法辨识出它们，把它们扔出你的生活。如果你实在对此没有办法，就给自己制定一些限制和边界，牢牢地遵守这些规则。

工作也是一样的，大多数雇主并不是虐待狂，但是雇你打工的这位有可能就是。他们专门挑你这类人，因为别人，也就是那些不那么勤奋的员工很快就会离开，所以困境中的你会感觉自己越来越孤单。除非你决心掌握权力，不再任人宰割，改变自己工作的方式，如果这一切都不能实现，那还是早点离开为好。你感觉没有雇主会想要你，但实际上你才是雇主梦想中的好雇员。但你不采取行动，一切就都不会有改变。而一旦你行动起来，你的选择只不过会让生活多了一点点风险，却获得了更多的机会。

你看，人生是可以变得更好的。你既不能，也不该突然一下子就卸下你身上担着的所有责任。但是，如果你决心担起让自己幸福的责任，而不是先让自己为别人的幸福负责，而后又因为没人为你做相同的事而愤愤不平的话，你就应该改变自己的人生。之后，如果你能不再奢求所有人都永远认同你或是你想要什么生活就该立刻给你，生活就有劲了。没错，即便你有三个孩子要照顾，抑或你是世界银行行长，道理是一样的。

你可能会感觉这种想法太自私，但我并不这样想。你是把最后的秧苗给你饥饿的兄弟们现在就吃掉好呢，还是把它们种到土里，好让你们乃至很多其他的人能获得繁荣的未来好呢？我觉得，就是你自己也未必知道健康的你能做出什么样的贡献。

我的病人们教会了我很多东西，能从这么多优秀的人的经验和伤痛中学习真是一件奇妙的事，他们甚至让我形成了一些对生活的意义的理解。如果我对他们生活的理解没有错，这个观念就是：生活在于做出选择，而后从选择的结果中学到东西；在于在逆境中寻找积极的一面；在于找到生活的平衡；在于爱；在于原谅自己。

我们都犯过很多错误，但请不要因为事前没有先见之明而自责。虽然这个过程很难熬，但是我希望，你或是同你很亲近的人能把这段经历当作一个契机。你们直勾勾地追求卓越的成绩或是将取悦所有人当成自己毕生事业的做法实际上让自己错过了最重要的东西。因而，我想你们其实已经明白了一个道理——自己或者身边亲近的人如果没有患上抑郁障碍，那么自己永远也无法明白这个道理。

在你努力的路上，如果没有什么让你停下来，你一定就不会停住，然后重新估量自己的人生。这让我想起了那个在往大马士革的路上前行的罗马人[①]。但这回故事的主角是你，你一定要作出改变，如果你也是这样想，那我就有好消息带给你了——你已经找到了通往更幸福的生活的钥匙。

在我们这个世界上，善良和仁慈、欢乐和邪恶、残酷和压抑是杂糅在一起的。你的任务就是要在接受自己身体设计极限的同时，把这些区分开来。如果你不让保险丝过载，它就不会熔断；反之，它当然会断掉。这就看你的选择了。无论你怎么努力，所能达成的成就都是有限的。特蕾莎修女（Mother Teresa of Calcutta）说得好："我们在地上做不成天大的事，只能带着大爱做小事。"

一位著名的高尔夫球选手弗雷德·卡波斯（Fred Couples）曾说过，无论这轮有多重要，都要找时间停下，嗅嗅花香。用我诊治过的一位最明白的病人的话来说就是："无论有多忙、压力有多大、收工有多晚，不要在滚梯上爬楼。"

---

① 使徒保罗。——译者注

我觉得我们今天关于抑郁的人生已经谈得差不多了，应该休息一下。你已经知道你应该做什么来促成自己的改变了吧。那么现在，如果你想，就去做吧。用我在孤单的童年时遇到的一位耐心教导我，并且时常宽慰我的人说过的牢骚话作为结束语，那就是——人生苦短，没空发愁（Life's too short to worry）！